Ayunar para vivir más y mejor

RUEDIGER DAHLKE

Ayunar para vivir más y mejor

Los beneficios y rutinas del ayuno intermitente

TRADUCCIÓN DE IRENE JOVÉ

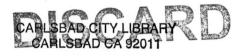
Grijalbo

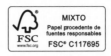
Título original: *Kurzzeitfasten*
Primera edición: enero de 2019

© 2017, Südwest Verlag, una división de Verlagsganppe Random House GmbH, Munich.
www.randomhouse.de
Derechos negociados a través de Ute Körner Literary Agent. www.uklitag.com

© 2019, Penguin Random House Grupo Editorial, S.A.U.
Travessera de Gràcia, 47-49. 08021 Barcelona
© 2019, Irene Jové, por la traducción

Printed in Spain – Impreso en España
Maquetación: M. I. Maquetación, S. L.

ISBN: 978-84-17338-44-2
Depósito legal: B-25.824-2018

Impreso en Gómez Aparicio, S. A.
Casarrubuelos, Madrid

DO 38442

Penguin
Random House
Grupo Editorial

JUL 1 0 2019

ÍNDICE

PRÓLOGO

El lector se preguntará por qué he decidido escribir otro libro sobre el ayuno, cuando ya he publicado unos cuantos sobre el tema. Tengo varias razones: en los últimos años, han aparecido estudios científicos revolucionarios que han despertado el interés del gran público por el ayuno. Por otra parte, los ataques que la medicina tradicional ha dirigido durante décadas a las curas de ayuno ahora han empezado a menguar de forma considerable, y al fin millones de personas pueden acceder a una de las terapias más efectivas, económicas y sencillas, que además ha demostrado ser realmente útil para afrontar muchos de los problemas de nuestra época. En un momento en el que la sobreabundancia se ha vuelto insostenible, el ayuno puede servir como una especie de panacea, un remedio universal. Mi intención es seguir contribuyendo a que así sea.

Los ayunos intermitentes y a corto plazo, cuya efectividad se ha evidenciado científicamente, suponen una nueva manera de entender el ayuno que podríamos llamar «ayuno a tiempo parcial». Como pasa con el trabajo a tiempo parcial respecto a la jornada completa, el ayuno a tiempo parcial resulta más sencillo para todos. Por otra parte, este tipo de ayuno ofrece posibilidades asombrosas, desde un notable aumento de la calidad de vida hasta una mejora de los resultados de laboratorio, que incluso los médicos alopáticos han reconocido. Aunque parezca increíble, sus efectos abarcan desde un hemograma más equilibrado, con una reducción de los marcadores de inflamación y unos valores más bajos de azúcar e insulina en sangre, hasta la prevención efectiva de enfermedades como diabetes, infarto, cáncer, alzhéimer, etcétera. Según han demostrado algunos estudios científicos, incluso ejerce una influencia positiva sobre la herencia genética. La epigenética, que va tomando el relevo de la genética, afirma que los genes se activan o desactivan dependiendo de factores externos, como puede ser el ayuno. Todo ello convierte el ayuno intermitente en una herramienta fantástica para la epigenética, y en un método muy sencillo y agradable de realizar.

Recientemente han surgido varios nombres para referirse al fenómeno de los ayunos breves, es decir, de una duración inferior a una semana. El ayuno intermitente o a intervalos es el método más conocido, en el cual se ayuna en días alternos. En mi opinión, «ayuno a corto plazo» es una locución adecuada para designar al conjunto de las distintas variantes que conforman esta tendencia, en oposición a «ayuno a largo plazo». Pero, en realidad, estos métodos no son ninguna novedad. El médico estadounidense Edward Hooker Dewey (1837-1904) ya defendió esta modalidad de ayuno en el siglo XIX, y también lo hizo el médico francés Guillaume Guelpa (1850-1930) en el siglo XX. En la actualidad, el ayuno a corto plazo ha alcanzado una gran popularidad gracias a los estudios científicos y a la gravedad de los problemas que sufre nuestra sociedad.

Yo mismo practico el ayuno a corto plazo desde hace décadas, de maneras distintas a lo largo del año, y por ello puedo recomendarlo de todo corazón y con la conciencia tranquila. Al igual que muchas personas, soy un apasionado de la comida, pero, al mismo tiempo, desde que era joven fui desarrollando una pasión por el ayuno, por lo mucho que me ha ayudado, y como médico intento transmitir esa pasión con ilusión y compromiso.

Mis casi cuarenta años de experiencia médica me han dado una buena perspectiva de las distintas tradiciones de ayuno, desde el clásico ayuno terapéutico, que conocí a través de Hellmut Lützner, hoy ya mayor de noventa años, y que he practicado siguiendo las enseñanzas de Otto Buchinger, hasta estas nuevas y refinadas modalidades de ayuno, que no precisan de seminarios y sanatorios, sino que casi todo el mundo puede integrar en su día a día, y que resultan tan efectivas. Por ello, a mi juicio, casi todo el mundo puede y debería ayunar, pues no hay un método más eficaz, ni sobre todo más fácil, de mantenerse sano y en forma hasta una edad avanzada. En efecto, las distintas variantes del ayuno garantizan no solo una vida mejor, sino también más larga. Esto se ha comprobado mediante estudios científicos realizados con animales. Si no funcionara igual en los humanos, seríamos la única excepción en todo el planeta.

Desde un punto de vista científico, el ayuno constituye el único método demostrado para prolongar el tiempo de vida, y las modalidades de ayuno a corto plazo, tan fáciles de acomodar al ritmo cotidiano, pueden contribuir considerablemente a lograr este objetivo. Sin embargo, lo más importante es que poseen la capacidad de aumentar no solo la duración, sino además la calidad de vida.

Cada vez que he defendido una nueva idea y un nuevo tratamiento, he oído cosas como: «¡Está yendo demasiado lejos! Ahora resulta que todo es psicosomático; qué exageración»; «Usted afirma que para tener buena salud todo el mundo debería beber una buena cantidad de agua de manantial sin tratar... ¡Tiene que haber algo mejor!»; «Así que la alimentación vegetariana e integral es la mejor solución para todas las personas del mundo... Es demasiado bueno para ser verdad». Ciertamente, todo ello ha demostrado su enorme potencial a lo largo de mi vida, tanto para mí como para mis pacientes. Y sin duda nos ha servido para llegar muy lejos.

Hoy en día mucha gente necesita mejorar su calidad de vida, y el ayuno a corto plazo es una forma muy sencilla de conseguirlo. Y sí, voy a ir muy lejos de nuevo: recomiendo a todos los pacientes, hombres y mujeres, que practiquen el ayuno a corto plazo todos los días y el ayuno a largo plazo dos veces al año; lo ideal es en primavera y en otoño. Yo lo practico desde hace décadas y me sienta estupendamente. Si además entre los ayunos diarios y los anuales uno se alimenta de manera adecuada, lo cual para mí equivale a una alimentación vegetariana, integral y consciente —ética—, se ahorrará muchos problemas a sí mismo, y a los demás. Con esta rutina, uno prácticamente se asegura algo tan esencial como es la salud corporal y mental, pues nos ayudará a desarrollar también el espíritu.

El que sabe y come mejor corre el riesgo de convertirse en un sabelotodo o en una persona arrogante, un efecto negativo del que ya advirtió Hildegard von Bingen a los ayunadores. Pero lo que a mí me interesa es el lado positivo. El que sepa más, ayunará mejor, y el que quiera comer mejor, lo tendrá mucho más fácil después de ayunar. Una vez el lector haya leído este libro, habrá profundizado notablemente en el tema. Aportaremos gran cantidad de datos científicos, aunque estos no resultan imprescindibles para captar la esencia del libro. Así pues, quien lo desee, puede saltarse los fragmentos marcados con puntos azules en el lateral, lo cual no le impedirá entender y aprovechar lo más esencial.

Mark Twain escribió una frase muy acertada: «He tenido miles de problemas en mi vida, la mayoría de los cuales nunca sucedieron en realidad». Con ambas modalidades de ayuno, estas palabras pueden convertirse en una realidad cotidiana. Uno de los objetivos de este libro consiste en minimizar los problemas sin caer en la arrogancia, así como servir de guía en el camino hacia un peso ideal y una vida más larga y saludable.

MI EXPERIENCIA PERSONAL CON EL AYUNO

Mi primer contacto con el ayuno estuvo motivado por la curiosidad. Como he aprendido y constatado a lo largo de mis cuarenta años de experiencia ejerciendo de médico, cuando la medicina tradicional rechaza de plano algún método, conviene prestarle especial atención. Ya cuando se inició mi conflicto con la medicina tuve esta sensación; de hecho, desde un buen principio me interesé por todo aquello que la mayoría desechaba. Por ejemplo, en mis años escolares hice amistad con un muchacho al que nadie quería por el simple motivo de ser pelirrojo, y se convirtió en mi mejor amigo.

Las primeras veces que intenté ayunar cometí muchos errores, hasta que di con el libro del médico alemán Hellmut Lützner y pude al fin disfrutar de un período de ayuno. Como reza el título de su libro superventas, me sentí *Renacer a través del ayuno*.

Noté que mis sesiones de meditación se volvían más profundas y calmadas, lo cual tenía ya una gran relevancia en mi adolescencia. Pronto comprobé que, además, cuando ayunaba me concentraba mucho mejor y tenía un nivel de abstracción más elevado; en definitiva, pensaba con mayor gozo y fundamento.

En aquellos tiempos, la medicina tradicional no contaba con ningún tipo de pruebas ni estudios sobre el ayuno, y por tanto lo rechazaba por completo. Pero esta reticencia tan irracional acrecentó aún más mi curiosidad, como decía antes. ¿Cómo era posible que un método presente en todas las culturas, religiones y tradiciones fuera totalmente falso y peligroso? ¿Cómo podía darse algo por falso sin saber apenas nada sobre ello, como —para mi estupefacción— hacían tantos de los médicos alopáticos que he conocido? Menospreciaban una práctica que no conocían en absoluto, ni por experiencia ni por estudios científicos. Una postura que todavía me llama la atención.

El rechazo de la medicina convencional era tan unánime como positiva la opinión de todos los fundadores de religiones, desde Jesucristo, Buda y Mahoma hasta los profetas de la Biblia y los sabios *rishis* del hinduismo. También hablaré de las huellas del ayuno en la Antigüedad. Especialmente porque, de repente, los conocimientos ancestrales parecen coincidir con los de los científicos que, a pesar de la reticencia de la medicina convencional, tuvieron la valentía de estudiar el ayuno y demostraron sus ventajas. La sinergia que está emergiendo entre tradiciones antiguas y la ciencia más nueva me parece un gran regalo y una especie de compensación tardía.

De modo que ahora, tras una larga experiencia como médico especializado en el ayuno, lo recomiendo todavía más, sobre todo porque es el método ideal para cambiar nuestra alimentación. Con ninguna otra terapia resulta tan fácil deshacerse de viejos hábitos, y hasta de las adicciones más graves, como con el ayuno. Tras una primera semana de ayuno resultará facilísimo liberarse de hábitos alimentarios poco saludables y pasarse a una alimentación vegetariana e integral más beneficiosa. La alimentación vegetariana e integral no es obligatoria para el ayuno a corto plazo, pero puede aportar grandes ventajas, al principio y también más adelante, cuando se presenta como una consecuencia natural de la práctica del ayuno. En mi caso, desde el primer momento noté que el ayuno me hacía la vida más fácil y ligera. Tras haber ayunado unas cuantas veces, podía saltarme comidas a voluntad, ya que mi cuerpo se adaptaba mejor y con mayor flexibilidad a la activación del metabolismo lipídico.

En consecuencia, durante mi carrera en la medicina he luchado con entrega y dedicación para que se reconozca el ayuno como tratamiento; desde hace muchos años formo a orientadores de ayuno y espero seguir haciéndolo mientras pueda.

En 2012 inauguramos un centro de seminarios para el ayuno, el Centro TamanGa, en la Estiria Meridional (Austria). Desde entonces tengo el honor de ofrecer en él mis distintos seminarios, en primavera, verano y otoño, en un entorno ideal para esta maravillosa práctica terapéutica.

LOS PERÍODOS DE AYUNO SON NATURALES

Una vez se haya experimentado con los métodos de ayuno a corto plazo que se presentan en este libro, podrá disfrutarse de un ayuno a largo plazo sin dificultades, ya que el cuerpo estará habituado a pasar en cualquier momento del metabolismo glucídico al lipídico —o de ayuno—, una situación metabólica que conocemos perfectamente desde el punto de vista evolutivo, sin la cual no habríamos llegado donde estamos (véase la página 44).

Ahora que puedo mirar atrás y evaluar los sorprendentes resultados terapéuticos que ha tenido el ayuno en mis pacientes y en mí mismo, soy capaz de entender mejor cómo funciona este método. Por un lado, el paso al metabolismo lipídico, al que debían enfrentarse de manera constante nuestros antepasados cuando se les terminaba la comida, es sumamente natural y se ha practicado durante millones de años. Por otro lado, el ayuno representa además un período de «alimentación» sin gluten y cetogénica, es decir, baja en hidratos de carbono y rica en grasas, ya que, de hecho, durante el ayuno vivimos de nuestro propio tejido y, sobre todo, de nuestras reservas de grasa. Es por esta razón por lo que el profesor Frank Madeo, de la Universidad de Graz, se refiere al ayuno como «autofagia», es decir, la práctica de comerse a uno mismo.

Yo, personalmente, no quiero dejar de ayunar; lo hago desde hace cerca de cincuenta años, durante ocho semanas de cursos al año. Además, realizo ayunos a corto plazo... ¡cada día! Cuando puedo, desayuno tarde, si es posible más tarde de las once de la mañana, y ceno pronto. En cualquier caso, suelo terminar antes de las siete de la tarde. En TamanGa tomamos un *brunch* a las once de la mañana y la cena a las seis y media de la tarde, de lo cual resulta un período diario de ayuno de dieciséis horas, que procuro no interrumpir con comidas entre horas.

Por supuesto, hay muchos otros modelos de ayuno a corto plazo. Cada uno tiene sus ventajas y puede adaptarse al horario individual de cada persona. Abordaré estos programas con mayor detenimiento en el segundo capítulo.

SOBRE COMER Y NO COMER

El ayuno representa un contrapunto necesario al creciente hábito de comer en exceso y, sin embargo, hasta ahora no se le ha dado la importancia que merece ni se ha usado como debería. En lugar de ayunar, cada vez comemos más y peor. Después de la Segunda Guerra Mundial, los alemanes invertían el 50 % de sus ingresos en alimentación, hoy se gastan un 11 %. La comida de gran parte de la población es cada vez más barata, pero está claro que su calidad no mejora. No me parece justo culpar de ello a la industria alimentaria, ya que esta se limita a cubrir una necesidad. La mayoría de la gente quiere obtener cada vez más por menos dinero. Esto ocurre también en otros sectores. Durante un corto y confuso período en que trabajé como hotelero, me sorprendió ver que mucha gente pretendía conseguir alojamiento y servicios de alta calidad a precios de albergue juvenil.

No es fácil determinar a qué o a quién debe atribuirse esta situación. A lo largo de la historia, y sobre todo durante la prehistoria, la comida ha sido con toda probabilidad un bien muy escaso para la gran mayoría de las personas. En consecuencia, y de manera estrictamente natural, intentamos conseguir el máximo provecho posible empleando el menor esfuerzo posible. Durante la Edad Media, una mayoría muy polarizada marcó las condiciones de vida y —según afirma la epigenética— no ya nuestros genes, sino nuestra vida. La minoría que formaban los religiosos y los nobles, en vías de desaparición, apenas podía imponerse desde el punto de vista genético —o epigenético— debido a su reducido número, a pesar de que «héroes» patriarcales como Augusto el Fuerte hicieron lo posible por conseguirlo.

La industria alimentaria se ha adaptado a esta necesidad, y con ello ha logrado un gran éxito en el terreno económico, aunque no en el de la salud. Durante la mayor parte de nuestro desarrollo, lo importante fue la cantidad, pues la escasez hacía que la mayoría de la población recibiera muy poco. El período en que hemos empezado a tener suficiente, e incluso hemos caído en lo contrario, es decir, en la sobreabundancia material, y hemos podido atender a la calidad es demasiado corto para manifestarse epigenéticamente. Sin entrar en lo referente a la herencia genética, este cambio todavía no nos ha transformado por entero. Aunque aquí queramos crear consciencia en lo que respecta a la calidad, pues hablamos de la comida más adecuada entre períodos de ayuno, esta fase del desarrollo humano es aún tan reciente que no puede ejercer una influencia visible. Es preciso aportar más ideas e impulsos en el futuro.

CADA VEZ MÁS PERSONAS CON SOBREPESO

En 2012 el 53 % de las mujeres y el 67 % de los hombres sufrían de sobrepeso. Estas cifras describen una situación penosa cuyo desarrollo tiene su propia, aunque breve, historia. Principalmente debe atribuirse al milagro económico, que en sí mismo fue un suceso magnífico. Por suerte se trata de una tendencia reciente y aún puede revertirse. En un principio fueron las necesidades humanas las que crearon la industria alimentaria. Actualmente esto se ha invertido, y es la industria la que crea necesidades para ganar cada vez más dinero, sin tener en cuenta la salud.

En el presente convendría tomar conciencia de cómo ha cambiado la situación en cuanto a las necesidades y plantearse una nueva inversión que resulte sostenible. Si adaptáramos nuestro comportamiento alimentario a la situación de exceso podrían establecerse unas condiciones de vida muy distintas, mejores para todos, que integrasen el ayuno y otorgaran un nuevo valor a la alimentación. Por un lado, ello afectaría a la industria alimentaria, que debería transformarse y basarse en la agricultura ecológica; por otro, a la comercialización, que tendría que centrarse en productos locales y de temporada para garantizar que los alimentos son frescos, lo cual posee una importancia capital, como describo en mi libro *Das Geheimnis der Lebensenergie in unserer Nahrung* («El secreto de la energía vital en nuestra alimentación»). Además, deberíamos adoptar un comportamiento alimentario —y de ayuno— que fuera responsable con la Creación y todos sus seres. No cabe duda de que resulta mucho más fácil decirlo, o escribirlo, que llevarlo a cabo.

Por supuesto, el problema no se limita a Alemania o Europa. En todo el mundo, el número de personas con sobrepeso duplica al de personas que pasan hambre: dos mil millones frente a mil millones.

Si comiéramos menos, podrían vivir muchas más personas. El ayuno, y sobre todo el ayuno a corto plazo, puede ser una gran ayuda para ello. Porque cuando ayunamos somos más sensibles a nuestras necesidades naturales, nuestra percepción sensorial se agudiza y somos capaces de distinguir mejor lo que nos beneficia a nosotros y a los demás, así como qué precisamos para vivir bien, pensar con claridad y ser felices.

Cómo resolver el problema del sobrepeso a varios niveles

Las distintas variantes del ayuno a corto plazo constituyen un método ideal para bajar de peso de modo duradero y sostenible, e incluso resultan más efectivos que los ayunos prolongados de una semana o más. Del mismo modo que los kilos de más van acumulándose progresivamente, con los ayunos a corto plazo pueden ir eliminándose también de manera gradual, lo cual tiene un efecto más perdurable y además suele ser más saludable.

Para los tejidos notablemente sobrecargados a causa del sobrepeso, el ayuno a corto plazo supone un método orgánico para «encogerse de modo saludable». Con él se evita la aparición de colgajos de piel y delantales de grasa que, en cambio, sí pueden aparecer cuando se adelgaza demasiado rápido. Si además se realizan los programas de ejercicios apropiados, esto se evitará casi con toda seguridad.

Lo más recomendable es combinar ambas modalidades de ayuno, ya que tras una semana de ayuno como iniciación lo ideal es continuar con otros tipos de ayuno a corto plazo, como el mencionado «Reto del peso ideal online» que ofrecemos en primavera y otoño.

La pérdida de peso, por otro lado, conducirá a un cambio en nuestra conciencia. En realidad, la oportunidad más interesante que nos brinda el ayuno es la de adquirir una conciencia ampliada, y si solo atendemos al ensanchamiento del cinturón, estaremos desaprovechando dicha oportunidad. Siendo más conscientes nos resultará mucho más fácil lograr una alimentación más saludable y responsable entre los ayunos diarios, semanales o anuales. En el terreno de la conciencia, conviene sobre todo que dejemos de comportarnos como si fuéramos los amos del mundo; no podemos permitirnos que tanta gente siga muriendo de hambre en los países pobres, y es preciso detener el sufrimiento de los animales y la destrucción de nuestro entorno.

LAS ENFERMEDADES DE LA CIVILIZACIÓN VAN EN AUMENTO

El creciente sobrepeso ha generado toda una serie de enfermedades modernas. Mantenerse en el peso ideal no es en absoluto una cuestión de estética, sino de salud. En 1995, J. E. Manson y sus colaboradores ya demostraron, en un estudio realizado con más de cien mil mujeres estadounidenses, en qué medida el sobrepeso acorta la vida. Se ha verificado que un estilo de vida saludable tiene efectos beneficiosos en la salud, y se ha comprobado que mantener un peso ideal prolonga la vida. Así pues, con el ayuno a corto plazo y el consecuente control de peso podemos ejercer una influencia positiva tanto en la morbilidad (predisposición a la enfermedad) como en la mortalidad.

El nombre «enfermedades de la civilización» ya lo dice todo: son producto de nuestro estilo de vida moderno, pero no tienen nada que ver con el progreso. Sufrimos y nos enfermamos a causa de la civilización moderna. La suma de una alimentación excesiva y perjudicial y la falta de ejercicio natural han contribuido enormemente a las dos causas principales de muerte en todos los países industrializados: las afecciones cardíacas y el cáncer. Por suerte, como explico en el libro *La enfermedad como símbolo*, con la medicina holística psicosomática y una alimentación vegetariana e integral es posible restar protagonismo a los problemas cardíacos y al cáncer. Esto se aplica tanto al tratamiento como a la prevención.

Sin embargo, también enfermedades generalizadas como las infecciones, el amplio abanico de nuevas alergias y el clásico reuma pueden abordarse con estos tres pasos: quien afronte sus problemas de agresión —o autoagresión— desde un punto de vista holístico y adopte una alimentación vegetariana e integral según el modelo de la Peace Food (véase el destacado) tras un período de ayuno tiene muchas posibilidades de solucionar estas afecciones de modo duradero. En el caso del ayuno y la alimentación vegetariana e integral, incluso existen estudios científicos que lo demuestran, ya que ambos reducen los principales marcadores inflamatorios (valores de la PCR), y en consecuencia se disminuye la predisposición a la inflamación. La efectividad del ayuno en este sentido ha sido constatada por el profesor Andreas Michalsen, de la Charité de Berlín.

INFO: ALIMENTACIÓN SANADORA

La Peace Food es un modelo de alimentación —como explico en los libros que he publicado sobre el tema— basado en los carbohidratos integrales y las proteínas y las grasas vegetales, que además prescinde de carnes, pescados y productos lácteos. Al consumir carne, consumimos asimismo el sufrimiento que se inflige a los animales en la explotación ganadera intensiva, el transporte y los mataderos. Por otro lado, la leche en realidad está destinada a proveer todos los nutrientes que necesitan las crías de cada especie, y por tanto no es adecuada para humanos adultos. La palabra *peace* hace referencia a un estilo de vida ético orientado al bienestar de todos —también de los animales— y comprometido con el medio ambiente. Los estudios científicos más recientes confirman que el consumo de proteínas animales en forma de carne y productos lácteos provoca las enfermedades típicas de la civilización occidental, como enfermedades coronarias, cáncer, alzhéimer o alergias, mientras que una dieta vegetariana e integral tiene efectos beneficiosos para la salud y la buena forma física, además de contribuir a un estado de calma y equilibrio. En resumen, la Peace Food es un modelo de nutrición que alimenta cuerpo y alma.

También el sobrepeso y la diabetes tipo 2, las dos epidemias que según la Organización Mundial de la Salud (OMS) amenazan nuestro futuro —y en el caso de los países industrializados, el presente—, son consecuencia del estilo de vida moderno. Como han demostrado numerosos estudios científicos, el ayuno a corto plazo previene ambas enfermedades, pero sirve asimismo como terapia para hacerles frente. Hay muchas otras enfermedades amenazadoras que pueden atribuirse a nuestro estilo de vida moderno.

Con cada centímetro de barriga crece además la probabilidad de que suframos alzhéimer o demencia, pero esta también crece con cada hora adicional de televisión al día. La estadística afirma, por otro lado, que por cada cajetilla de cigarrillos diaria aumenta en un 34 % el riesgo de contraer alzhéimer. Hace poco ha empezado a hablarse de la diabetes tipo 3, que asimismo puede prevenirse con el ayuno a corto plazo y una alimentación saludable acorde con el modelo de la Peace Food. Seguir una alimentación vegetariana e integral es el complemento ideal de casi todos los tipos de ayuno.

Puede decirse que prácticamente todas las dietas tienen buenas intenciones, pero a veces las buenas intenciones no bastan. Las dietas se plantean el objetivo de conseguir una bajada de peso reduciendo el sacrificio al máximo, pero muchas de ellas pueden ser directamente perjudiciales para la salud, como las llamadas «dietas para oficinistas», que proponen cebarse de proteínas a base de filetes y ensaladas. Con ellas, los típicos directores de empresa, antiguamente hinchados bajo sus trajes de mil rayas como auténticas caricaturas del capitalismo, consiguieron adelgazar a toda velocidad, pero su arteriosclerosis aumentó también a toda velocidad por la gran cantidad de proteínas animales y grasas que consumían con esa dieta.

Por otro lado, la dieta disociada del doctor Hay funciona porque gracias a ella se presta muchísima atención a la ingesta de alimentos, pero no porque puedan separarse las proteínas de los carbohidratos y las grasas. Estos tres elementos esenciales de la alimentación se hallan unidos entre sí en todos los cereales, y no podrían separarse ni en una gran planta química.

El principal problema de las dietas radica en su falta de sostenibilidad. Un 60 % de los encuestados en Alemania afirmó haber experimentado el famoso efecto rebote. En cambio, el ayuno a corto plazo no implica dicho riesgo, ya que durante los tres primeros días de ayuno —como constataron C. Zauner y sus colaboradores en 2000— aumenta el metabolismo basal, y con el ayuno a corto plazo nunca se ayuna más de tres días seguidos.

Después de empezar la dieta, el ritmo metabólico disminuye y el organismo se adapta a ello. Por tanto, aprende a quemar menos, es decir, se vuelve más autosuficiente, lo cual ocasiona el efecto rebote. Porque, al gastar menos energía, es posible engordar más rápido con menos comida.

Las distintas dietas de todo tipo hacen posible conseguir casi cualquier peso, pero no mantenerlo. Una periodista lo resumió con esta frase: «Las dietas siempre tienen éxito, pero nunca funcionan».

Con ello quería decir que la próxima revista que salga anunciando la dieta más nueva se venderá muy bien, ya que la última dieta todavía no ha funcionado, al menos no a largo plazo.

Las dietas suelen hacer hincapié en cuánto se come; en cambio, en el ayuno a corto plazo se acentúa el cuándo, y con ello se logran resultados increíbles. Durante los ayunos a corto plazo se puede comer tanto como se quiera, pero no en todo momento, y por ello la gente suele encontrarlos tan sencillos. Un estudio en el que participaron musulmanes durante el Ramadán demostró hasta qué punto es más importante el cuándo que el cuánto. Aunque durante este ayuno los musulmanes consumían incluso más calorías que de costumbre, pero no durante el día, se normalizó su nivel de colesterol, es decir, el estrés del organismo disminuyó (Lamri-Senhadji *et al.*, 2009).

De todas formas, con un poco de disciplina podrán alcanzarse los verdaderos grandes logros del ayuno a corto plazo: durante las horas entre comidas, el consumo de calorías es nulo. Sin embargo, en las comidas está permitido comer tanto como queramos y, en principio, todo lo que nos apetezca, según el método de ayuno a intervalos de Bernhard Ludwig. Si además optamos por un modelo de alimentación acorde con la Peace Food tendremos más posibilidades de crear unas sinergias increíbles.

Los efectos tan poco duraderos de las dietas son debidos a que, al parecer, nuestro organismo dispone de un regulador del peso que funciona de modo similar a nuestro regulador de la temperatura corporal. Este trata de mantener estable la temperatura corporal, por ejemplo, a través del sudor cuando hace calor (o en la sauna) y del temblor cuando hace frío. Pero si se da una irrupción de neumococos, los gérmenes que provocan la neumonía, el regulador de la temperatura permite que aumente el calor corporal en forma de fiebre para que la capacidad de defensa pase a ser más del doble. Cuando los neumococos se han eliminado, el regulador vuelve a reducir la temperatura del cuerpo.

Podemos imaginar que el regulador del peso, que la ciencia todavía no ha descubierto pero probablemente exista, funciona de un modo similar. Su misión es mantener un peso estable, o en un equilibrio.

Sin embargo, por ejemplo, cuando corremos el riesgo de dañar a alguien o a nosotros mismos a causa de la desesperación —quizá amorosa—, es decir, en aquellos casos en que la comida sirve de consuelo y compensación, el regulador de peso acepta una «grasa de preocupación» que, al fin y al cabo, nos salva la vida. Así pues, si es necesario admitirá una «gruesa capa» cuando la persona no logre defenderse o protegerse de ningún otro modo. El regulador del peso también tolera una «grasa de compensación» cuando alguien sufre una falta de aprobación y sin esta estrategia puede caer en la desesperación. En este sentido, cuando existe un problema de peso siempre es conveniente investigar en primer lugar los motivos que lo han desencadenado. Escribí un librito sobre este tema titulado *Mein Idealgewicht* («Mi peso ideal»), que iba acompañado de tres CD y siete meditaciones guiadas, así como del «Reto del peso ideal online».

Aunque hay quien todavía no se atreve a abordar el trasfondo emocional, al cambiar su estilo de vida podrá manejar su vida con mayor ligereza y una salud mejor. He visto que el cambio de la forma de alimentarse adoptando la Peace Food ha hecho que numerosas personas adquieran progresivamente una figura más saludable y también estéticamente más satisfactoria. El ayuno a corto plazo ofrece esta posibilidad y ya ha ayudado a mucha gente en este sentido. Gracias a la gran variedad de métodos, todo el mundo puede encontrar su propio camino, como expliqué en mi pequeño libro sobre la iniciación al mundo del ayuno, *Jetzt einfach fasten* («El ayuno fácil»).

No hay duda de que lo ideal es crear sinergias, es decir, como afirma la medicina psicosomática, «ir por delante» del espíritu y llevarse de paso al cuerpo mediante el ayuno a corto plazo y el cambio de alimentación. El todo siempre es mayor que la suma de las partes, como explica la medicina psicosomática con insistencia. Todo aquel que se embarque en el viaje de la conciencia espiritual y corporal podrá contar con una larga lista de beneficios y no quedará decepcionado. Todas las amas de casa saben que es mejor barrer la escalera de arriba hacia abajo, y no al revés. No es casualidad que la palabra «psicosomático» ponga al espíritu («psico») por delante del cuerpo («soma»). No obstante, esta corriente de la medicina otorga la misma importancia a ambos y los estudia juntos, y por tanto ofrece muchas más posibilidades que la medicina moderna.

NUESTROS ANTEPASADOS: ENTRE COMER, PASAR HAMBRE Y MOVERSE MUCHO

A pesar del dicho, tan popular, de que «cualquier tiempo pasado fue mejor», antes no era todo mejor. Al contrario, la mayoría de las cosas eran peores o, por lo menos, más difíciles, y la vida era mucho más pobre, incómoda, corta y llena de desafíos. En cualquier momento podía pasar algo terrible, la vida corría peligro constantemente y era, por consiguiente, breve. Las personas estaban expuestas a peligros externos y, sobre todo, a una escasez constante en forma de un hambre atroz y un frío tremendo.

Por supuesto, no existían los seguros de vida; nuestros antepasados estaban sometidos por completo a las fuerzas de la naturaleza y del destino. O sea que, muy al principio, todo no era mejor, sino mucho más complicado y agotador, y extremadamente incómodo. Sin embargo, tanta miseria tiene también otra cara, que en este caso no es mala en absoluto, sino más bien clara y luminosa, según el «principio de la sombra» (véase el destacado).

INFO: NUESTRO LADO OCULTO

El psiquiatra suizo C. G. Jung llamaba «sombra» tanto al subconsciente como al inconsciente. Las sombras son aquellos aspectos de nosotros mismos que no nos gustan y por eso preferimos negar. Estos aspectos oscuros nos provocan repulsión, pero a la vez nos fascinan.

Si trabajamos con la sombra, podremos hacer conscientes esos aspectos e iluminarlos. Así pues, se trata de un trabajo de luz, en el sentido estricto de la palabra. En mi libro *Das Schattenprinzip* («El principio de la sombra») explico cómo podemos identificar nuestra propia sombra para aceptarla e integrarla, y con ello alcanzar la plenitud. Y es que, de hecho, donde hay luz, también hay sombra, y viceversa. Toda sombra lleva en sí un lado luminoso que está por descubrir. Los que se adentren en este trabajo pronto comprobarán que empiezan a ser más abiertos, amistosos y tolerantes, tanto con ellos mismos como con los demás.

Por otro lado, la comida siempre resultaba demasiado escasa, y a menudo directamente brillaba por su ausencia; pero cuando la había, esta consistía en alimentos integrales y, durante los millones de años en que vivieron los antiguos recolectores, principalmente vegetales. No hace falta decir que estos alimentos no contenían herbicidas, ni pesticidas ni fungicidas, porque obviamente estos productos no existían. A falta de métodos de conservación, la mayor parte de la comida se consumía fresca o desecada, y en el largo período que precedió al dominio del fuego, también cruda. Sin tener en cuenta que muchos de nuestros ancestros morían de hambre y que la mayoría de ellos no vivían ni por asomo tanto tiempo como nosotros, la combinación de alimentos resultaba ciertamente saludable y variada. Si aprovechamos esta combinación, le añadimos las ventajas de la modernidad y solventamos la falta de calorías, obtenemos algo fantástico, una especie de sinergia entre las ventajas de los tiempos antiguos y las de los nuevos, tras eliminar los fallos y déficits de ambas. Actualmente, la adquisición de suficiente energía en forma de calorías es decisiva, a través tanto de la alimentación como de los métodos de calefacción. Pero también puede aportar beneficios redescubrir algunas de las obviedades presentes en la alimentación prehistórica.

Hoy en día, una alimentación ligera con muchos períodos de ayuno es —como ya se ha dicho— el único método demostrado científicamente, incluso en varias ocasiones, para llegar a una edad más avanzada. Esto se ha podido verificar en todos los mamíferos, y como es sabido, los humanos, desde un punto de vista biológico, pertenecemos a esta familia. En los tiempos antiguos, los períodos de ayuno naturales se daban demasiado a menudo, pero hoy, con el ayuno a corto plazo, pueden convertirse en una auténtica bendición. También nos iría estupendamente llevar una alimentación más sencilla, pobre en comparación con la que estamos acostumbrados a consumir, pero lo que más nos beneficiaría sería volver a alimentarnos con productos vegetales, integrales y libres de sustancias tóxicas. Ahora está de moda la variedad en todo, excepto en la verdura y la fruta, que sería lo saludable.

Lo que parece una contradicción, si se mira con atención, no lo es. Nuestros antepasados sucumbían pronto a causa de la escasez extrema y de los numerosos peligros; problemas que hoy tenemos completamente bajo control. Su alimentación era demasiado escasa, y la miseria formaba parte de lo cotidiano. El hecho de haber superado esa fase constituye un gran avance y debería llenarnos de gratitud. Así pues, no tiene ningún sentido glorificar el pasado. Al contrario, tendríamos que estar enormemente agradecidos al químico y humanista alemán Justus von Liebig por haber inventado el abono químico. Y también a quien cultivó el trigo duro moderno. Ambos contribuyeron a saciar el hambre a gran escala. También debemos nuestro reconocimiento a los primeros cazadores, que ayudaron a calmar el hambre espantosa que debió de reinar entonces.

Sin embargo, hoy se nos presenta una nueva oportunidad; esta puede conducirnos a la ya mencionada sinergia, pues contempla el cuerpo y el espíritu conjuntamente. En consecuencia, se trata de una posibilidad que puede regalarnos muchos más años de una vida llena de salud y plenitud.

Así pues, convendría retomar una alimentación más parecida a la de nuestros antepasados, hasta cierto punto, y aprender a apreciar de nuevo los aspectos positivos de sus vidas, pero salvaguardando las ventajas que nos proporciona la modernidad en lugar de demonizarlas. Es preciso separar el grano de la paja, pero hay que hacerlo con habilidad y siendo previsores, es decir, con una actitud atenta, consciente y preventiva.

En este sentido, el ayuno a corto plazo nos ofrece grandes posibilidades. Lo fundamental es que ayunemos de modo consciente en lugar de pasar hambre a la fuerza. También en este caso la conciencia es fundamental. Se trata de limitarse a comer lo esencial de manera voluntaria, teniendo en cuenta que, al necesitar menos cantidad de comida, esta podrá ser de mejor calidad. Esta gran ventaja surge de la combinación de la antigua carencia y el exceso moderno. Si conseguimos desarrollar esta clase de sinergias en muchos aspectos de nuestra vida, se nos abrirán nuevas posibilidades, y la salud es solo uno de los posibles beneficios, quizá el más importante.

Sin duda, nuestros ancestros se veían obligados a moverse constantemente, hasta la extenuación. En cambio hoy nos movemos demasiado poco, y no solo en lo físico, sino también en lo espiritual. Muchas cosas, y muchas personas, se han vuelto demasiado cómodas en muchos sentidos. En este contexto, un tipo de movimiento mucho más saludable sería ventajoso para nuestro «balance de oxígeno» (cuando inspiramos aire suficiente a través de la nariz sin quedarnos cortos) pero también lo sería la necesidad, la carencia. Hoy en día, en lugar de ello se trabajan los músculos por motivos estéticos, cuando sería mucho más necesario entrenar el fortalecimiento del sistema cardiovascular, pues su debilidad es la nuestra. Por el contrario, la fuerza de los bíceps resulta irrelevante para nuestra salud, y, desde luego, está sobrevalorada a la hora de elegir pareja.

La pregunta sobre con qué frecuencia deberíamos ejercitar el balance de oxígeno es fácil de contestar: todos los días.

Durante el ayuno practicar ejercicio es recomendable y placentero. Y además se lleva muy bien con la alimentación vegetariana e integral. Como demostró un estudio realizado con animales —esta vez, a modo de excepción, sin perjudicarlos—, los roedores que toman este tipo de alimentación tienen más ganas de moverse. Los ratones corrían más en las ruedas provistas para ello. Al parecer, ocurre lo mismo con las personas, aunque no tenemos por qué usar las «ruedas de hámster» que nuestra sociedad ofrece en abundancia, sino que nos pueden servir los prados y los bosques que todavía existen. Aunque se hayan convertido en parques, también en esta forma «mutilada» ofrecen un espacio adecuado para el movimiento.

EL SER HUMANO ESTÁ HECHO PARA AYUNAR

Este título puede parecer un poco exagerado, pero no lo es. Como hemos visto, nuestros antepasados se veían obligados a atravesar constantes períodos breves de ayuno, y evolucionaron con ellos. Esto significa que su metabolismo se ajustó a dichas necesidades. Nosotros, como descendientes de ellos, llevamos todavía sus genes, y probablemente también el modelo de alimentación que fueron adquiriendo durante largo tiempo. Sus experiencias delimitaron unos determinados «campos» que se han transmitido a nuestros patrones. Aunque no pretendo explicar aquí los llamados «campos morfogenéticos» descubiertos por Rupert Sheldrake, demos por supuesto que nos movemos en esos campos, por lo general de modo inconsciente.

Según el científico británico, estos campos son como una memoria colectiva que almacena toda la información desde el principio de los tiempos y organiza el desarrollo de todos los seres vivos. Estos campos existen en cada familia, clan y sociedad, y los gobiernan más de lo que se cree. De algún modo, llevamos el ayuno en nuestros genes, y si no en los genes, sí en nuestros patrones o campos heredados.

Por ejemplo, en mi familia nadie nos preguntó si queríamos estudiar, sino qué y en qué universidad. Con los dos hermanos mayores, esto funcionó siguiendo el plan de nuestros padres. No concebíamos ninguna otra posibilidad, y como mínimo terminamos unos estudios respetables. Incluso pasamos un tiempo estudiando en Estados Unidos. Esto se hallaba en nuestro campo, y había de servirnos para tener un buen currículo más adelante. Mi padre ya había tenido contacto con esta experiencia. Sin embargo, mis dos hermanos más jóvenes trataron de rebelarse y les resultó muy difícil tener que romper ese campo cultivado a lo largo de generaciones, ya de por sí invisible y tácito. Mi hermana pequeña no fue a la universidad, y mi hermano menor ni siquiera cursó el bachillerato. ¡Chapó!

Vivimos en un gran campo antiquísimo al que pertenecieron también los períodos de hambre. Así pues, nuestro organismo puede prescindir de alimento a diario, y a veces por mucho más tiempo. Comer en exceso nos aporta tan poco como comer demasiado poco. Como reza el dicho popular, todo en exceso hace daño. En cualquier caso, supondría dar un paso de gigante el hecho de convertir esos períodos de hambre involuntarios en un ayuno consciente, con la duración y el horario que se prefiera. Este libro quiere servir de guía para dar los primeros pasos en esta dirección.

En efecto, los humanos estamos hechos para ayunar. Pero el paso del hambre al ayuno, que sin duda pertenece al terreno de la conciencia, todavía está pendiente. En realidad, no es un «trabajo», solo basta con experimentarlo o probarlo. A veces la sociedad moderna lo convierte todo en trabajo, como cuando se dice «trabajar las emociones» para referirse a un proceso terapéutico que también puede tener mucho de lúdico y placentero.

MOTIVACIÓN Y EXCUSAS

Así pues, el paso del hambre al ayuno consiste en adquirir una motivación consciente. «If you can dream it, you can do it», dijo Walt Disney; es decir, «Si puedes soñarlo, puedes hacerlo». Sin embargo, si no lo sueñas ni te lo imaginas, tampoco podrás hacerlo. Por tanto, la capacidad de soñar, de imaginarse los propios ideales y modelos, es también un requisito importante para el ayuno consciente. La palabra «motivación» encierra en sí el «motivo», la idea que nos mueve a la acción. De modo que las ideas o imágenes interiores nos serán de gran ayuda. Uno de nuestros objetivos principales consistirá en desarrollar y estimular estas imágenes interiores en relación con el ayuno.

Soñar y fantasear, imaginar y —si nos aburrimos— desconectar y dormir. Estas son costumbres que tratan de quitarnos en la escuela, ojalá sin éxito, pues suponen medios fantásticos para motivarnos. Podemos y debemos volver a aprenderlos y usarlos, y de hecho, los períodos de ayuno son ideales para ello. Disfrutemos imaginándonos nuestro peso ideal o nuestra independencia respecto a la alimentación, y la consecuente libertad, la ligereza de una vida animada, la sensación de habitar plenamente nuestro cuerpo y de disfrutar de la mejor vida posible. Los cristianos pueden recordar que eso fue exactamente lo que Jesús nos recomendó: una «vida plena».

En el lado opuesto a la motivación están las excusas. Cuando superan a la motivación en magnitud y energía, no sucederá nada. Nos quedaremos atrapados en el terreno del inmovilismo burgués y nuestra vida se solidificará en rutinas aseguradas, seguros y reaseguros y, cómo no, excusas. Cada excusa pone en peligro nuestro esfuerzo y cada ideal positivo potencia nuestra motivación.

En las excusas se esconde nuestra pereza. Muchos responderían a la pregunta «¿Es usted perezoso?» con un rotundo «No», pero no se dan cuenta de que esa acompañante tan esencial, la pereza, está presente en casi todos nosotros, y no le prestamos suficiente atención. Muchos la malacostumbran con gran generosidad, otros ya la conocen y la mantienen a raya. También suele ser la primera en hablarnos cuando supuestamente consultamos a nuestra «voz interior» o a nuestro «médico interno». A ello se debe que en ocasiones tardemos bastante en acceder a nuestra propia voz interior, la de nuestro ángel de la guarda o incluso la de Dios. Pero lo cierto es que podemos establecer esta conexión si practicamos lo suficiente. Es posible lograrlo, y el ayuno, tanto breve como prolongado, puede servirnos de gran ayuda. En las excusas encontramos asimismo el ya mencionado «principio de la sombra». El encuentro con nuestra sombra podría ser un tema fantástico para un período de ayuno prolongado, pues al fin y al cabo es lo más importante para llevar una vida plena.

La relación entre motivación y motivos por un lado, y excusas por el otro no solo determina el éxito del ayuno, sino todos los éxitos de la vida. Si seguimos nuestros sueños y motivaciones, obtenemos éxito y a menudo satisfacción. Cuando vencen las excusas, no ocurre nada o solo aquello a lo que el destino misericorde nos obliga, por ejemplo a través de enfermedades, accidentes, problemas o catástrofes. La creación —o Dios— no nos dejó todo a nuestra voluntad; eso habría sido demasiado inmisericorde. De modo que tengamos presentes nuestras motivaciones, sobrepongámonos a nuestra pereza y —lo más importante— ¡hagamos realidad nuestros sueños!

CUESTIONES TEÓRICAS DEL AYUNO INTERMITENTE

No existe una definición general aceptada del ayuno a corto plazo. El ayuno a corto plazo —o ayuno intermitente— es una forma inteligente de alimentarse, que sigue su propio ritmo y descongestiona muchísimo el organismo. Al practicarlo, uno come por un lado y ayuna por el otro, mientras el cuerpo va ganando salud y resistencia. Además, con él nos acercamos a nuestro peso ideal, reducimos el riesgo de padecer enfermedades relacionadas con la edad, como el alzhéimer, pero también cáncer, y por último vivimos más años.

La explicación más sencilla del ayuno a corto plazo es que este no consiste en comer durante todo el día, como nos recomienda la publicidad, sino en hacer pausas más prolongadas entre las comidas, o sea, en no comer y, por tanto, ayunar.

La forma más fácil es el ayuno nocturno. En inglés, «desayuno» es *breakfast*, es decir, 'romper el ayuno'. En alemán, *Frühstück* hace referencia a una porción (*Stück*) que se toma temprano (*früh*) para terminar con el ayuno nocturno. En español, el término es todavía más obvio: «des-ayuno».

Sin embargo, existe la opción de prolongar el ayuno nocturno cuanto se desee, y puede hacerse siguiendo distintos horarios. La verdad es que esta es una forma muy saludable de ayuno, pues se ha ensayado y practicado a lo largo de toda la evolución humana. Cuanto más se alargue el ayuno nocturno, más beneficioso resultará para nuestra salud.

Otra variante consiste en ayunar días enteros, lo cual también puede hacerse siguiendo distintos modelos. Se puede ayunar uno, dos, tres, cuatro, cinco, seis o los siete días de la semana, y situarse así en la semana de ayuno, lo cual revela una transición progresiva del ayuno a corto plazo hacia el ayuno a largo plazo. Pero también podemos ayunar cada dos días (ayuno intermitente), o cada tres, cuatro, cinco, seis o siete días, o sea, fijar un día de ayuno a la semana. Esta práctica tan sencilla supone ya un paso adelante en la dirección correcta, y estudios recientes han confirmado que es beneficiosa para nuestra salud.

Del mismo modo podría estructurarse cada mes, todo el año o incluso toda la vida. No importa tanto cuál de los muchos métodos se siga para ayunar —no hay ningún tipo de competencia entre ellos—, sino descubrir cuál es nuestro modelo ideal de ayuno. Ello desembocará por sí mismo en una vida más satisfactoria en el propio cuerpo, que —marcada por el peso ideal— ofrece posibilidades óptimas para desarrollar nuestro espíritu.

Así pues, es recomendable probar distintos modelos de ayuno —yo recomendaría probar cada uno durante un mes— y después decidirse por la variante que le convenga más a cada uno, si bien esta también podrá adaptarse de un modo flexible.

EL RITMO DEL AYUNO

El ritmo de la alimentación, es decir, el cuándo, resulta mucho más relevante para la evolución de nuestro peso que el cuánto, y probablemente incluso sea también más importante que el qué. Durante mucho tiempo, quizá demasiado, no se ha prestado atención a esta realidad, aunque se ha comprobado en numerosos estudios. Rudolf Steiner ya afirmaba que toda vida es ritmo, y hasta el presocrático Heráclito sabía que todo fluye a su ritmo: «*Panta rei*». «Toda vida es danza», dice el profesor de Harvard Richard Alpert, que más tarde se convirtió en el maestro espiritual Ram Dass. La física moderna sabe que todo es vibración, y que hasta el último de nuestros átomos vibra a nuestro propio ritmo.

Por supuesto, el ritmo es asimismo importante para la ingesta de alimentos. Y es que el organismo se adapta a los ritmos aprendidos y desarrolla reflejos que responden a ellos, como demuestran los perros de Pavlov. Estos segregaban saliva al oír el sonido de la campana a pesar de no recibir la comida que esperaban, pues hasta entonces sí la habían recibido tras oír la campana.

Por otro lado, hemos heredado de nuestros antepasados una gran flexibilidad y estamos muy bien entrenados, ya que ellos quedaban constantemente expuestos a los caprichos de la naturaleza y a la suerte de los cazadores recolectores. Por último, para la mayoría de nosotros lo más adecuado y saludable es regirse por los ritmos naturales, como el del día y la noche, y a la vez, debemos estar dispuestos a romper de una manera consciente con las pautas aprendidas, siempre que lo requiera el momento o la calidad del tiempo. Gracias al ayuno a corto plazo, resulta muy fácil dejar atrás el acto de comer como automatismo o hábito, de modo que establecemos una relación más despierta y consciente con la comida, y aprendemos a diferenciar cada vez mejor el apetito del hambre.

Para el sinnúmero de regalos que cabe esperar de ellos y la magnitud de los mismos, los períodos de ayuno son muy cortos y no superan las 36 o 40 horas como máximo. Aunque en teoría parezca mucho, en la práctica no lo es, porque pasamos la mayor parte de estas horas durmiendo. El sueño no es solo un tiempo fantástico y absolutamente imprescindible de descanso y regeneración para el cuerpo, sino que además, mientras dormimos también ayunamos sin darnos cuenta. Esto repara nuestro sistema orgánico, al principio de un modo progresivo, si bien va ganando magnitud, y por añadidura nos hace —como demuestran nuevas investigaciones— más felices. El lema «Adelgazar mientras dormimos» adquiere un nuevo significado y, esta vez, una gran efectividad.

CALORÍAS Y LÍQUIDOS

Lo que resulta especialmente atractivo del ayuno intermitente es que en las comidas puede comerse lo que uno quiera y en la cantidad que quiera. De todas maneras —dependiendo del nivel de compromiso y las necesidades de cada uno—, hay increíbles posibilidades de optimizar los resultados si se pasa a una alimentación vegetariana e integral.

Aunque los estudios científicos sobre el ayuno suelen partir de una restricción del consumo de calorías, yo aconsejaría un ayuno total de calorías. Esto es muy importante, y de hecho, imprescindible, para obtener resultados positivos. Estoy totalmente convencido de que, si se hiciera así, los estudios se decantarían con más claridad todavía a favor del ayuno (a corto plazo). Mi larga experiencia conmigo mismo y con tantos pacientes me hace estar muy seguro de ello.

Las variantes estadounidenses del ayuno intermitente, que son las que mejor se han estudiado científicamente, permiten por lo general entre 500 y 600 calorías por día de ayuno. Como ya se ha dicho, el ayuno es mucho más efectivo cuando nos lo tomamos realmente en serio y ayunamos de verdad, o sea, cuando prescindimos por completo del consumo de calorías.

En cambio, el consumo de líquidos como agua e infusiones, e incluso té verde y café si se toman con moderación, no solo está permitido, sino que es muy importante para ponerse en marcha por la mañana. Esto sirve de ayuda sobre todo cuando nos saltamos el desayuno, aunque mucha gente no tolera el café con el estómago vacío. «Durante el ayuno clásico se prescinde de todos los estimulantes, como el tabaco o el café. Pero durante los ayunos a intervalos puede tomarse café sin problemas, siempre que no lleve calorías extra procedentes de la leche o el azúcar», recomienda el profesor Andreas Michalsen, del Hospital Immanuel de la Charité de Berlín. Las bebidas calóricas como los refrescos o bebidas azucaradas quedan descartadas, si bien se permiten con moderación zumos de frutas diluidos o batidos endulzados con una pizca de fruta. Recomiendo como edulcorante Eryfly (www.heilkundeinstitut.at), un estupendo sustituto del azúcar, con su mismo sabor y aspecto, hecho a base de glucosa fermentada. En Japón se usa desde hace veintisiete años. No interviene en el metabolismo, así que aporta un índice glucémico de valor cero y la misma cantidad de calorías. Aunque es tan dulce como el azúcar, Eryfly es saludable para los dientes.

¿CÓMO SURGIÓ EL AYUNO INTERMITENTE?

En el prólogo hemos señalado que tanto el médico inglés Edward Hooker Dewey como el médico francés Guillaume Guelpa ya recomendaron la práctica del ayuno intermitente, el primero en el siglo xix y el segundo en el siglo xx. Entonces ¿por qué aparece ahora tan de repente y con tanta fuerza? El profesor Andreas Michalsen, experto en alimentación y medicina natural en la Charité de Berlín, ha introducido el ayuno como tratamiento en el hospital universitario y ha investigado el ayuno más que ningún otro científico. En una entrevista con la redactora Lea Wolz para la revista *Stern*, Michalsen explica: «La moda procede de Estados Unidos, donde los investigadores de animales al fin lo han descubierto. Cuando los animales reciben menos alimento viven más tiempo y enferman con menor frecuencia. En este experimento se observó que apenas aparecían las enfermedades crónicas más habituales, y si ya lo habían hecho, su gravedad disminuía». El profesor Michalsen me habló en una entrevista personal de los efectos positivos del ayuno en la diabetes tipo 2 y la tensión arterial alta, ambas como consecuencia del sobrepeso, y también en la esclerosis múltiple.

Aunque los primeros resultados revolucionarios se lograron con el ayuno terapéutico y no con el ayuno intermitente, el «profesor del ayuno» alemán se muestra abierto a esta nueva modalidad: «Los estudios indican que incluso unos pocos días de ayuno y pausas de 16 horas en la ingesta de alimentos ya ejercen efectos positivos. Producen una mejoría en la tensión arterial, reducen el azúcar en sangre y los niveles de colesterol y de inflamación, favorecen la pérdida de peso y estimulan el buen humor».

¿QUÉ OCURRE EN NUESTRO CUERPO CUANDO AYUNAMOS?

El ayuno parece regular nuestro metabolismo en todos los sentidos, así de amplia es su efectividad. El profesor Michalsen afirma: «Los sistemas de hormonas que intervienen en la regulación de la sensación de hambre y de saciedad tienden a padecer una sobrecarga crónica debida a la ingesta regular de alimentos». Él explica este fenómeno con el ejemplo de la reacción exagerada de la insulina ante el exceso de azúcar que se consume actualmente: «El ayuno puede devolver el sistema a la normalidad y aumentar la sensibilidad de las células a la insulina». Si tenemos en cuenta que las fluctuaciones del nivel de azúcar en la sangre están relacionadas con numerosos problemas, por ejemplo, los trastornos hormonales, la depresión, la inflamación crónica, el cáncer o incluso el acné, entre muchos otros, el ayuno a corto plazo como regulador ejerce una gran influencia a la hora de recuperar la salud.

Sin embargo, todo apunta a que también influye en la mayoría de los demás circuitos reguladores del organismo, aunque todavía no se ha investigado en concreto. Lo que los pioneros del ayuno y sus sucesores ya sabían desde hace tiempo, y lo que el científico Valter Longo, profesor de geriatría en la Universidad de California en Los Ángeles, cree que nos espera en el futuro está en el aire: el ayuno como opción de terapia.

Más allá de esto, lo que sorprende a tanta gente en cuanto a la alimentación, el peso y la salud, mucho más que todo lo dicho hasta ahora, es que después de ayunar entre seis y ocho horas nuestro organismo empieza a liberar la hormona del crecimiento. Aunque antes solía denominarse hormona somatotrópica, hoy se la conoce con el nombre de «hormona del crecimiento» o HGH, por las siglas de su nombre en inglés, *human growth hormone*. Esta hormona por sí sola tiene efectos realmente mágicos para nuestro organismo. Se ocupa de que mantengamos un estado de ánimo alegre durante el ayuno y de nuestra necesidad de orden en el cuerpo, pero también en el hogar, la familia y el entorno social.

Además, se encarga de muchos procesos de regeneración y reparación del organismo que son totalmente imprescindibles y que a menudo tenemos pendientes desde hace tiempo. De hecho, hoy en día se comercializa en grandes cantidades y a un precio carísimo para mantener a raya los procesos de envejecimiento y favorecer la renovación celular. No obstante, la mayoría de estos inventos de la medicina moderna ofrecen una solución incompleta en cuanto al rejuvenecimiento.

Los efectos de los preparados no pueden equipararse de ningún modo a los que aparecen de manera natural poco tiempo después de iniciar el ayuno: se ha demostrado —según un artículo de la investigadora Tara Parker-Pop, aparecido en el *New York Times* en 2011— que en tan solo veinticuatro horas de ayuno la cantidad de HGH aumentó 13 veces en las mujeres y 20 veces en los hombres con respecto a los valores iniciales antes del ayuno.

Alguien que simplemente desayuna tarde y cena pronto ya está practicando un ayuno a corto plazo y puede experimentar sus maravillosos efectos tanto en el plano físico como en el estado de ánimo.

¿PARA QUIÉN ES INDICADO?

La respuesta es muy sencilla: a casi todo el mundo. Resulta beneficioso para cualquiera encontrar el propio ritmo de vida, respetar los horarios de las comidas y ayunar, al menos, por la noche —mejor aún si se empieza durante el día— o retrasar un poco el desayuno, de modo que el tracto digestivo pueda disfrutar de un poco de tranquilidad y regeneración —según el reloj orgánico chino—, y se ejercite el metabolismo lipídico, la base física del ayuno. En realidad, el metabolismo del ayuno (véase el destacado) es lo mismo que el metabolismo lipídico.

INFO: EL METABOLISMO DEL AYUNO

A lo largo de la historia de la evolución humana, nuestros antepasados debieron enfrentarse constantemente a fases de hambre de distinta duración e intensidad, y su metabolismo se adaptaba a estos períodos de ayuno involuntarios. Así pues, el ayuno no es nada nuevo para el cuerpo, sino un método muy antiguo para sobrevivir a los tiempos de escasez en los que se nutre de sus propias reservas.

El cuerpo utiliza la glucosa habitualmente como proveedor de energía. Durante el ayuno, el cuerpo debe cambiar su metabolismo para pasar de alimentarse a base de carbohidratos a consumir los depósitos de grasa almacenados en el propio cuerpo con el fin de seguir disponiendo de energía suficiente. Para ello es de especial relevancia el proceso de la cetogénesis, por el cual los ácidos grasos almacenados en el hígado se transforman en cuerpos cetónicos o cetonas, que sirven de fuente de energía para las células del cuerpo durante el ayuno. Este cambio del metabolismo glucídico por el metabolismo lipídico puede requerir hasta tres días, dependiendo de la edad, los hábitos alimentarios y la constitución física.

Como se ha demostrado, las cetonas mitigan el apetito (véase el destacado), algo conocido en la alimentación rica en grasas, y por tanto durante el ayuno el hambre debería desaparecer en cuanto se efectúe el paso al metabolismo lipídico, como muy tarde después de tres días. Con el ayuno a corto plazo, este paso se realiza constantemente, y por ello el hambre no desempeña más que un papel secundario.

El organismo de las personas habituadas a ayunar, como es mi caso, ha aprendido a realizar este cambio y puede pasar en todo momento a quemar grasas o al metabolismo cetogénico, también llamado cetosis.

Afortunadamente, estas consideraciones están hoy respaldadas por estudios científicos, de manera que también pueden practicar el ayuno a corto plazo los seguidores de la religión actual más multitudinaria, es decir, los creyentes de la fe en la ciencia.

Según recientes investigaciones realizadas en Estados Unidos, no se descarta que el ayuno pueda contribuir a tratar el cáncer, algo que la medicina convencional ha negado durante mucho tiempo, y que pueda servir de ayuda; incluso sugieren que durante un tratamiento con quimioterapia puede ser recomendable ayunar, pues durante el ayuno las células sanas están mucho mejor protegidas, mientras que las células enfermas se vuelven mucho más vulnerables al veneno celular. El hecho de que las células sanas de los pacientes con cáncer se beneficien de esta dieta pura a base de grasas significa, sin duda, que la dieta cetogénica también los favorece, y, en general, corrobora los estudios que subrayan las ventajas de las grasas buenas para nuestra salud. Es más, que las células enfermas sean más fáciles de eliminar durante el ayuno prueba que la alimentación con grasas y la dieta cetogénica ayudan al organismo a desechar las células enfermas o peligrosas. Además, las células cancerosas que únicamente se han nutrido de glucosa no pueden nutrirse de grasa y mueren de hambre.

Por supuesto, el ayuno tiene sus límites cuando se trata de enfermos terminales o pacientes consumidos que carecen por completo de reservas de grasa ni pueden producirlas. Tampoco los médicos estadounidenses —a pesar de las investigaciones revolucionarias del profesor Valter Longo— aconsejan que estos pacientes ayunen, o al menos, no en todos los estadios.

El ayuno supone una dieta pura a base de grasas para el cuerpo. Esto es muy saludable —sobre todo para el cerebro—, como han demostrado algunos médicos rusos con tratamientos de ayuno a largo plazo en pacientes psiquiátricos graves.

De todos modos, cabe hacer algunos matices; los niños obesos y los pacientes con alteraciones alimentarias deberían someterse sin falta a psicoterapia mientras practican en paralelo el ayuno intermitente. Los pacientes con la tensión arterial alta que siguen el tratamiento farmacológico correspondiente deben observar cuidadosamente sus valores y ajustar la dosis de medicación cuando el ayuno empiece a ejercer su efecto.

Tampoco recomiendo el ayuno —ni siquiera a corto plazo— a las mujeres embarazadas y las madres lactantes, por razones que se explicarán más adelante; de todas maneras, sí podrían resultarles provechosos los sistemas 12:12 y 14:10, incluso el 16:8, así como evitar demasiados tentempiés o comidas entre horas.

Es fundamental no proponerse objetivos demasiado ambiciosos con el ayuno, pero conviene aprovechar el impulso inicial, pues el primer paso es el más importante (como reza la tercera de las leyes del destino, que describo en mi libro *Die Schicksalsgesetze*, «Las leyes del destino»). La mayor parte de la gente encuentra fácil retrasar el desayuno y adelantar la cena para ajustarse al ritmo 16:8, es decir, ayunar durante un período de 16 horas y comer solamente durante una ventana de 8 horas. Cuando empezamos a practicar este tipo de ayuno no debemos esperar que se produzca una pérdida de peso inmediata u otros grandes resultados. Es cierto que si cambiamos nuestra alimentación por una vegetariana e integral siguiendo el modelo de la Peace Food, estos beneficios podrán acelerarse. Y es fácil que así ocurra, dado que, después de poco tiempo, el mismo ayuno hace surgir la necesidad de consumir alimentos mejores y más frescos. Algo que se manifiesta de manera natural no precisa ninguna disciplina y parece más bien un regalo.

De un modo muy similar se nos presenta un segundo regalo. Al adoptar una alimentación vegetariana e integral, se notarán también unas ganas crecientes de moverse, lo cual además está demostrado científicamente. Así pues, el primer paso hacia el ayuno intermitente traerá consigo dos regalos. Según sea el carácter de cada uno, se apropiará de estos regalos de inmediato o esperará a que le sean dados de manera natural.

¿CUÁNTO HA DE DURAR EL AYUNO INTERMITENTE?

Como ya he dicho, practico el ayuno a diario desde hace décadas, sobre todo en la modalidad 16:8, y me sienta genial. También las ocho semanas de ayuno que hago al año me benefician muchísimo. De todas maneras, no recomendaría este modelo exacto de ayuno a todo el mundo. Durante mis cuarenta años de experiencia como médico especializado en el ayuno he comprobado que una forma de ayuno que siga a diario aproximadamente el ritmo 16:8, así como una semana de ayuno en primavera y otra en otoño, resulta saludable para todos. «El ayuno a intervalos no ha de durar un tiempo limitado, en principio puede mantenerse durante toda la vida», dice también el profesor Michalsen en la entrevista antes mencionada. En lugar de «mantenerse», teniendo en cuenta todas las ventajas que conlleva, yo diría «disfrutarse».

LAS VARIANTES DEL AYUNO INTERMITENTE

El ritmo 16:8, ideal para el día a día

Ya hemos mencionado que este modelo es la manera más fácil de iniciarse en el ayuno intermitente. También es el que practicamos en TamanGa, nuestro centro de seminarios y ayuno de la Estiria Meridional. La finalidad de TamanGa es convertirse en un biotopo para la curación, es decir, un lugar que ejerce un efecto sanador y que, gracias a sus características, su atmósfera y por supuesto también la comida, ofrece posibilidades regenerativas y terapéuticas. Nuestro sueño a largo plazo es desarrollar un pequeño pueblo completamente autosuficiente que produzca sus propios alimentos vegetales e integrales y su propia energía.

Dos comidas en una: el brunch

En TamanGa se toma un *brunch* a las once de la mañana, de manera que se produce un largo intervalo sin ingesta de alimentos en el metabolismo lipídico, y el período de ayuno nocturno se prolonga notablemente. Este último empieza hacia las siete de la tarde, cuando termina la cena. Como resultado de ello se obtiene una fase de ayuno diario de 16 horas. Este ritmo no nos priva en absoluto del placer de comer, que es y debe ser tan importante para nosotros, sino que hasta propicia lo contrario. Esta variante moderada del ayuno intermitente, en consonancia con el reloj orgánico chino, resulta ideal para iniciarse en este modelo de alimentación, y es muy apreciada y practicada tanto por los huéspedes como por el equipo de DaSeinsZeit. El desayuno que se ofrecía al principio era muy frugal y solo algunos lo tomaban. Por supuesto, todavía es posible tomar un batido y una ensalada de fruta —que debe masticarse bien hasta convertir la fruta en zumo— temprano por la mañana, y luego comer bien a la hora del *brunch*. Si se hace así, el ayuno de 16 horas se mantiene igualmente.

Asimismo, es posible probar el ayuno intermitente en casa —por ejemplo en días de fiesta—, comiendo un *brunch* tarde y cenando a la hora habitual. Después de dormir cuanto quiera, uno puede quedarse más rato en la cama —leyendo o jugando— para después regalarse un apetitoso y abundante *brunch* —mucho mejor si es fresco, integral y tiene buena pinta— y disfrutarlo hasta quedar saciado.

Como la propia palabra indica, el *brunch* junta dos comidas en una, el desayuno tardío *(breakfast)* y el almuerzo temprano *(lunch)*. No se trata tanto de comer el doble como de unir el placer de ambas comidas en una sola. Se ha demostrado científicamente que el placer no consiste en tragar mucho —en la garganta no hay papilas gustativas—, sino en la percepción de un aspecto atractivo y, por supuesto, del aroma, o sea, depende de nuestro más o menos buen olfato. Si desarrollamos un paladar para lo bueno —y el ayuno es ideal para ello—, la comida se convertirá cada vez más en una alegría sensual, pues la sensualidad no es tan solo una cuestión erótica, ya que consiste en la participación de todos los sentidos. Así pues, invitar a nuestros sentidos a comer es una idea fantástica para el *brunch*, y para la comida en general.

Si nos apetece, podemos encender una vela de olor o una barrita de incienso, o echar el aceite aromático apropiado en el pebetero.

La música ceremonial o sensual contribuye a potenciar el placer de la comida. Los antiguos romanos del entorno de Lúculo conocían este secreto y celebraban opíparos banquetes tumbados, aunque no dosificaban muy bien las cantidades. No es para nada necesario forzar el sentido del gusto y el estómago hasta provocarnos el vómito. No obstante, engullir las cantidades del desayuno y el almuerzo juntas en el *brunch* puede ser un poco exagerado, pero no perjudica el efecto beneficioso del ayuno intermitente.

En principio, la cantidad de comida que ingiramos dependerá de nuestro objetivo y de nuestro peso. Por lo demás, basta con que no comamos nada durante las 16 horas que dura la fase de ayuno, lo cual puede requerir cierta disciplina al principio. Resulta decisiva la interacción entre nuestra motivación, es decir, nuestras propias razones y nuestra figura ideal, y las excusas, que conllevan una debilidad para cumplir compromisos. Al fin y al cabo, a lo largo del día se presentan numerosas ocasiones para la confrontación de voluntad y pereza. Esta demostración de fuerza representa un añadido gratuito, casi psicoterapéutico, a las distintas variantes del ayuno intermitente. Durante los períodos de ayuno más prolongados, el dilema interno desaparece tras superar el tercer día, momento en que si bien no se elimina definitivamente el hambre y gran parte del apetito, sí se acaba con ellos hasta el próximo *breakfast*, dentro de unos días.

Está claro que si alguien desea engordar, ha de comer más. De todas maneras, los días de ayuno aislados ofrecen posibilidades mucho mejores para lograrlo, aunque por lo general ello puede provocar que el estómago se dilate hasta alcanzar el tamaño de una vejiga de cerdo, como de hecho aparece representado en los libros de anatomía. Una de las ventajas del ayuno es que el estómago se «encoge saludablemente» y recupera su forma de luna en cuarto creciente, apenas más grande que su afluente, el esófago, y su desagüe, el duodeno. Ponerse «en forma» y mantenerse así, también en este sentido, supone una gran oportunidad para los que quieren adelgazar.

Antes, cuando la gente estaba más acostumbrada a hacer sacrificios, los médicos especializados en ayuno recomendaban comer solo hasta saciar dos tercios del hambre inicial, lo cual seguramente evitaba la sensación de pesadez. Esto quizá nos beneficiaría también hoy en día, para mantener despierta la avidez por la vida y sus muchos desafíos. Y si con ello obtuviéramos algo que valiese la pena, todavía nos ayudaría más. Gracias al ayuno intermitente, nos ahorramos una gran cantidad de tiempo y tenemos la oportunidad inestimable de aprovecharlo de un modo productivo.

Sin embargo, la regla de los dos tercios no tiene a la ciencia de su parte, y si además provoca que nos quedemos siempre con hambre, no es recomendable. A mí, personalmente, me resulta más fácil no comer casi nunca hasta quedar saciado del todo, que quedarme con hambre por comer pocas cantidades a menudo. O sea, que para mí es un misterio por qué tantos nutricionistas siguen dando este consejo. Para quienes quieren adelgazar, tener un estómago más pequeño supone la ventaja de alcanzar más rápido el punto de saciedad. Tampoco comprendo cómo es posible detectar cuándo hemos llegado a los dos tercios de la saciedad. Creo que es tan difícil como poco satisfactorio.

El ritmo 18:6

Ayunar siguiendo el modelo 18:6 tiene una repercusión en el metabolismo aún más favorable que la del modelo 16:8. Este modelo implicar ingerir alimentos durante una fase de 6 horas y ayunar a lo largo de un total de 18 horas seguidas. Por ejemplo, es posible si se almuerza a la una de la tarde y se cena a las seis. O también si se desayuna a las ocho de la mañana y se almuerza a la una. Así pues, con este modelo se prescinde de una de las comidas. La fase de comida va seguida de una fase de ayuno de 18 horas, y dado que el cuerpo segrega HGH, la hormona del crecimiento, entre 6 y 8 horas después de la última comida, es posible que el cuerpo se encuentre en el paraíso de esta hormona durante como mínimo diez horas, incluso doce. Sin embargo, este cálculo es muy prudente, teniendo en cuenta que las comidas actualmente no llegan a durar ni una hora, sobre todo entre los que viven solos, algo cada vez más habitual.

Rutina diaria

16:8   16 horas de fase de ayuno, 8 horas de fase de comida
       Ejemplo: *brunch*
18:6   18 horas de fase de ayuno, 6 horas de fase de comida
       Ejemplo: eliminar la cena o el desayuno
12:12 12 horas de fase de ayuno, 12 horas de fase de comida
23:1   23 horas de fase de ayuno, 1 hora de fase de comida

Rutina semanal

1:6   1 día de ayuno, 6 días de comida
2:5   2 días de ayuno, 5 días de comida
3:4   3 días de ayuno, 4 días de comida

Ayuno intermitente o a intervalos
Formas mixtas

Estas variantes se corresponden de modo natural con los modelos de alimentación prehistóricos, si bien ese «de modo natural» hace tiempo que no significa puramente natural. Lo natural sería que durante las breves fases de comida se tomaran alimentos de la máxima calidad biológica, o sea, natural, en lugar de hacer cálculos económicos. Al comer mucho menos, uno puede mantener su presupuesto inicial —en beneficio de su salud— y hacerse un gran favor invirtiendo el dinero ahorrado en productos biológicos e integrales para las dos comidas diarias. De esta manera, las dos comidas no solo le saciarán más porque contendrán todo lo necesario, sino que además serán mucho más saludables.

Sin embargo, no son pocos los que encuentran muy difícil saltarse una comida y no les compensa ganar esas dos horas extra de ayuno. Así que quizá sea mejor quedarse con el modelo 16:8 y no tener que hacer grandes sacrificios.

Eliminar la cena

La forma más conocida de ayuno intermitente consiste en saltarse la cena, lo cual aumenta la segregación de la hormona del crecimiento, como asegura la ciencia. El profesor Johannes Huber, teólogo y médico austríaco, lo considera una cura de rejuvenecimiento. Por su parte, el actor y cantante holandés Johannes Heesters alcanzó una edad destacable gracias al ayuno vespertino. Vivió más de cien años, y era famosa su respuesta cuando alguien le ofrecía comida por la tarde: «Después de las dos, estos labios solo sirven para besar». Mi madre no solía comer nada pasadas las cuatro, y casi llegó a los noventa años con la mente increíblemente clara.

Eliminar el desayuno

Para mí la cena tiene un componente social de gran valor, y además a esa hora ya no estoy escribiendo, por eso prefiero eliminar el desayuno. Por la mañana, antes de que salga el sol y hasta el mediodía, me regalo unas horas fantásticas de metabolismo lipídico. De este modo, según el neurólogo estadounidense David Perlmutter, tanto el corazón como el cerebro funcionan un 25 por ciento mejor. Además, el cerebro y todo el sistema nervioso trabajan con más eficacia y más libertad en ausencia de gluten, y por tanto de «engrudo». De todas maneras, debo decir que no considero que la escritura sea un trabajo, sino más bien una meditación.

Los huéspedes de TamanGa pueden tomar el *brunch* como tal, o escoger solo fruta y ensalada; cada uno decide qué quiere comer. Si hacen lo mismo que yo en las casi doce semanas que trabajo en TamanGa, estarán activando su metabolismo de ayuno, o lipídico, prácticamente desde una cena hasta la siguiente, siempre y cuando mastiquen la fruta o ensalada poco a poco hasta convertirlas en zumo. Aunque se tomaran una sopa de verduras mantendrían este estado. Un período de estas características puede contribuir en gran medida a la regeneración, y descongestiona el intestino de manera patente. Así se evidencian las ventajas para la salud que aporta el ayuno intermitente, demostradas científicamente, como veremos más adelante.

INFO: LOS EFECTOS POSITIVOS DE MASTICAR

Masticar la comida a conciencia tiene una ventaja adicional y un efecto sinérgico. A la hora de alimentarse, no solo importa el qué y el cuándo, sino también el cómo. Quienes se sumen al arte de masticar a conciencia le harán un gran favor a su tracto digestivo, al tiempo que favorecerán el tratamiento posterior de la comida en su organismo. El médico austríaco F. X. Mayr, conocido por la cura que adoptó su nombre, nos dejó una verdadera escuela de masticación. Si aprendemos a ensalivar bien cada bocado y a masticarlo hasta que sea líquido, con el tiempo también digeriremos mejor nuestra vida, y practicaremos, por llamarlo así, el *bhoga*, o arte de «comerse el mundo», como lo llaman los budistas, para digerir mejor los «frutos del karma», según dicen los hinduistas.

INFO: LA DIETA CETOGÉNICA VEGANA COMO PERÍODO DE AYUNO

La dieta cetogénica vegana constituye una opción muy apetecible y bastante alejada del ayuno, en el sentido de no comer, que permite activar el metabolismo del ayuno a pesar de no ayunar. Con esta dieta se consumen sobre todo grasas y proteínas de origen vegetal y una pequeña cantidad de carbohidratos integrales, con un índice glucémico muy bajo, es decir, carbohidratos complejos, de digestión más lenta y trabajosa, que apenas afectan al nivel de azúcar en la sangre. De este modo, el organismo se mantiene el máximo posible en el metabolismo lipídico, que como hemos dicho es el metabolismo del ayuno. Quien además se abstenga de picar entremedias de las dos o tres comidas que haga estará adoptando unos hábitos más saludables en muchos aspectos.

Si esta opción se combina con la eliminación del desayuno o la cena, se hará el doble de bien al organismo, pues también así funcionarán las mencionadas sinergias. Y de hecho, nuevamente se estará imitando un método ancestral, pues nuestros antepasados, como es lógico, debían vivir a menudo de sus propias grasas, aunque no tenían tantas como nosotros. Ni tenían tantas grasas reales como los humanos modernos, ni poseían la conciencia que establece la diferencia tan decisiva entre ayunar y pasar hambre.

Como es obvio, la dieta cetogénica vegana puede combinarse con todas las variantes de ayuno que describimos aquí, cosa que en general conduce a un metabolismo lipídico o de ayuno. Este tipo de alimentación es recomendable a la larga para pacientes con cáncer y enfermedades neurodegenerativas. Además, puede servir para prevenir este tipo de cuadros clínicos, así como otras enfermedades.

El ritmo 12:12

Este ritmo consiste en una fase de ayuno de 12 horas seguida de una fase también de 12 horas, durante la que se puede comer. Esta es la forma de ayuno a corto plazo más fácil de practicar, y cualquiera debe poder mantenerla sin demasiado esfuerzo. Con este modelo, el aparato digestivo descansa igualmente y se anima un poco la producción de HGH.

Un comienzo aún más moderado consiste simplemente en abstenerse de comer entre horas, es decir, despedirse de los aperitivos y los tentempiés, y dejar una distancia mínima de cuatro horas entre comidas. Sobre todo conviene no ingerir más alimentos calóricos después de la cena, que a ser posible se tomará temprano. En este sentido, se recomienda el método Heesters moderado: después de la cena, los labios solo han de servir para besar.

El ritmo 23:1 o dieta del guerrero

A lo que yo practico cuando estoy en Asia durante los meses de invierno un americano lo llamó «la dieta del guerrero». Consiste en tomar solo una comida abundante al día, en mi caso por la tarde. Al mediodía me gusta comer solamente un plato de fruta variada, que mastico a conciencia hasta convertirla en zumo. Esto me permite mantener por más tiempo el período de ayuno con su metabolismo lipídico y esperar hasta la cena para «des-ayunar». Así pues, consigo una pauta de una hora de comida y 23 horas de ayuno al día, que nos sienta genial tanto a mí como a mis actividades creativas.

Este modelo de ayuno es el que está en mayor consonancia con el ritmo diario humano, el ritmo circadiano, y es fuente de salud, pues ayuda al organismo a deshacerse de venenos y fibras. Stote y sus colaboradores realizaron en 2007 un estudio en el cual los participantes, con un peso normal, debían consumir una cantidad suficiente de calorías concentrada en una sola comida diaria durante ocho semanas. Los resultados se compararon con los del grupo de control, que hacía tres comidas al día. Aunque ingerían la misma cantidad de calorías, los participantes que las tomaban en una sola comida diaria perdieron peso. En efecto, la masa grasa se redujo de manera muy significativa ($p < 0{,}001$), mientras que la masa corporal magra, es decir, músculos y órganos, por lo general aumentó ($p = 0{,}06$). Sin embargo, estos participantes indicaron que su sensación de hambre fue aumentando constantemente durante las ocho semanas, lo cual hace sospechar que las hormonas que estimulan el apetito, como la grelina, no se adaptaron a este ritmo.

En mi caso, esta variante funciona sin problemas de hambre. Y la recomiendo también a través del «Reto del peso ideal online» para acercarse a la figura ideal de manera rápida y prolongada. Sin embargo, dado que solo cuenta con la garantía de un único estudio científico, no aconsejaría la «dieta del guerrero» —en Estados Unidos se la llama *warrior diet*— a todo el mundo, y mucho menos como iniciación al ayuno, a no ser que a alguien le vaya especialmente bien.

ESPECIAL: LAS COMIDAS ENTRE HORAS

Lo que me resulta más chocante es observar la locura en torno a la comida que se vive en los cruceros estadounidenses. En ellos puede presenciarse en directo cómo la humanidad moderna, y sobre todo sus precursores estadounidenses, van cavando su propia tumba desde primera hora de la mañana, con el desayuno, hasta llegar al bufé de medianoche, pasando por el mayor número posible de restaurantes distintos durante el día, asegurándose una muerte precoz. No obstante, incluso en los cruceros es factible mantener mi estrategia personal gracias a la gran variedad que se ofrece, y conseguir entre 16 y 17 horas de ayuno diario. Los huéspedes del crucero pueden lograrlo sin mucho esfuerzo si están motivados y no arrastran demasiadas excusas consigo.

Pese a todo, debo reconocer que a algunos de los participantes de mis seminarios se los induce a picar algo pequeño en el bar cuando los eventos terminan tarde, hasta medianoche. Es un acto humano que también responde a un patrón ancestral. Pero donde resulta mucho más fácil abstenerse de las comidas entre horas, picoteos y otras trampas para el ayuno es en los hoteles, porque se tienen que pedir expresamente, con lo cual uno ve con más claridad sus intenciones de hacerse daño.

En casa se puede caer en la tentación mucho más rápido y, por decirlo así, «atacar». Las dos palabras revelan de qué va la cosa. Por ello se necesita un poco más de disciplina, aunque los tentempiés no afectan a nuestro peso si los tomamos a la hora de la comida. Una sola pieza de fruta no representa ningún problema durante la fase de ayuno, pero sí cuando nos comemos más de una o no la masticamos lo suficiente, hasta convertirla en zumo. Siendo así, se trataría de un breve ayuno de zumos.

En TamanGa, cuando las frambuesas y las zarzamoras, las fresas y las grosellas maduran, estas tentaciones en cantidades pequeñas no son peligrosas para el programa de ayuno. Aun así, en realidad sería mejor esperar a la hora de comer para saborearlas, de manera que el tracto digestivo pudiera reposar y participara en la fase de regeneración y curación.

El picoteo no es perjudicial cuando no se trata de un fenómeno permanente. Pero si uno come vegano un solo día de vez en cuando, de manera excepcional, para acallar la conciencia, ignora las grandes posibilidades tanto de la alimentación como del ayuno y, en algún momento, lo notará en su cuerpo. Es entonces cuando suele llegar el momento de proponerse llevar una vida que fluya de manera mucho más alegre y divertida. Y esto es literal, más de lo que pueda parecer.

La antigua doctrina de los fluidos corporales se llamaba patología humoral. Es un hecho que la sangre fluye mucho mejor con una alimentación vegetal, como ha revelado la microscopía de campo oscuro. Los glóbulos rojos, que transportan nuestro flujo de energía vital, ya no tienen que sufrir en las llamadas «pilas de monedas» (o «fenómeno de Rouleaux»), tan típicas de la sociedad moderna, donde los vasos sanguíneos se estrechan por la acumulación de eritrocitos. Al contrario, vuelven a fluir sin problemas, ligeros y ágiles, y pasan por las partes más estrechas fácilmente.

Estoy convencido de que una vida que fluye es no solo mucho más saludable sino también más divertida y alegre. Esto último, por cierto, lo demostró hace tiempo Mihály Csíkszentmihályi, fundador de la teoría del flujo e investigador de la felicidad. Si nos nutrimos de alimentos vegetales e integrales, nuestra sangre, como expresión de la energía vital, fluye mejor y se vuelve más sana y menos peligrosa. Precisamente porque ya no se queda tan atascada o retenida, sino que fluye. Es por ello por lo que los que se alimentan según el modelo de la Peace Food no suelen necesitar anticoagulantes o diluyentes de sangre químicos. En este sentido, la antigua doctrina de la patología humoral tiene parte de verdad, también en lo que al ayuno se refiere. Después de todo, se trata de una alimentación vegetariana e integral minimalista, si pensamos en las infusiones de hierbas que siempre estuvieron presentes en nuestros ayunos y en los batidos (o *smoothies*) que se han introducido en los últimos años. Sin duda, tomarse el ayuno a corto plazo con un poco de humor va bien para aprovecharlo mejor y para que siente mejor. Y, dicho sea de paso, Cristo advirtió a los judíos que no fueran anunciando su ayuno por ahí, sino que lo guardaran para sí.

La dieta 1:6, ayunar 24 horas a la semana

Ayunar un día a la semana semana constituye una antigua disciplina que tiene sus ventajas y posibilidades, pero que —siguiendo el «principio de la sombra»— puede desembocar fácilmente en lo contrario de las buenas intenciones que uno tenga. Los que cuenten con una larga experiencia con el ayuno y puedan confiar en que su organismo pasa al metabolismo lipídico rápidamente y sin problemas, se beneficiarán enormemente de este modelo. No se trata solo de no comer nada durante 24 horas, sino de introducir un verdadero día de ayuno, lo cual significa no comer durante mucho más tiempo. Supongamos que decidimos fijar un día de ayuno a la semana y optamos por el lunes. Siendo así, el domingo por la noche comeremos una última vez y el lunes por la mañana ya llevaremos unas 12 horas de ayuno, aproximadamente. Entonces empezarán las 24 horas hasta el martes por la mañana. En resumen, ayunamos un total de 36 horas y, como mínimo, pasamos 28 horas en el buen humor que nos procura la hormona del crecimiento. Así pues, este día podría obsequiarnos con una atención y concentración de especial calidad, de modo que el primer día de la semana, a menudo tan odiado, puede adquirir un nuevo encanto.

Sin embargo, un día de ayuno entero puede tener el efecto contrario. Si alguien sufre mucho de hambre vital y esta se intensifica a causa del ayuno, es habitual que su ánimo decaiga —a pesar del aumento de HGH en el cuerpo— por debajo del punto de partida. Porque, desde luego, es el espíritu el que suele determinar el ánimo, y normalmente arrastra consigo al cuerpo, a veces hacia abajo.

Por supuesto, un día de ayuno entero, y en especial el lunes, puede ser muy útil para contrarrestar los posibles excesos del fin de semana y el desequilibrio que seguramente habrán provocado. Pero un día entero de ayuno a veces también nos sirve de excusa, lo cual nos conduciría de nuevo al «principio de la sombra». Es decir, atiborrarse durante todo el fin de semana porque sabemos que el lunes ayunaremos tampoco es sano, y de hecho sería un triunfo de la pereza, que en cierto modo se infiltra en el ayuno para socavarlo y hacerse con el poder.

Las subidas y bajadas de peso no son deseables ni siquiera en el transcurso de una semana, y en el de un año son incluso peligrosas, sobre todo cuando se consiguen mediante métodos absurdos como las drogas inhibidoras del apetito, por ejemplo, la cocaína, o con medicamentos. Probablemente, el trágico final de Elvis Presley se debió a esta situación.

También supondría una experiencia negativa ayunar cuando nuestro cuerpo todavía no entra en el metabolismo lipídico o de ayuno con rapidez, pues en consecuencia pasaríamos todo el lunes con un hambre tremenda. Entonces puede ocurrir que el martes tratemos de compensarlo excediéndonos con las cantidades. Ello en ocasiones hace que incluso engordemos, y de hecho —si se desea— puede servirnos para tal fin, pero sin duda puede resultar desagradable. En consecuencia, sería mejor entrenarnos con el método 16:8, o con el de eliminar la cena o el desayuno, para asegurarnos primero de que podemos pasar deprisa al metabolismo lipídico.

Como hemos visto, los días de ayuno aislados pueden invocar a muchas variantes de la sombra que no deberíamos subestimar. Sobre el ayuno intermitente también puede decirse: «Donde hay mucha luz la sombra tiende a ser profunda». Así, es fundamental iniciarse con la variante de ayuno individual que mejor se adapte a nuestro ritmo de vida personal en ese momento, en lugar de hacerlo a la fuerza y como alma que lleva el diablo. Porque, en efecto, este podría llevársenos el alma y los esfuerzos que hemos hecho y tirarlos por la borda, sobre todo en lo tocante a estado de ánimo y peso. Y es que este es su juego preferido, no en vano es el jefe de las sombras.

La dieta 2:5: 2 días de ayuno y 5 días de comida abundante

El ayuno 2:5 procede de Estados Unidos y consiste en comer sin restricciones durante cinco días a la semana y luego, en los dos días de ayuno, reducir el consumo de calorías a 500 o 600 kilocalorías. Durante estos días se evitan los carbohidratos refinados como el pan, la pasta y el azúcar. Entre las comidas se hace una pausa de al menos cuatro horas. Los días de ayuno no son consecutivos, para hacerlo más fácil. Sin embargo, por lo que mi experiencia me ha mostrado, no puedo recomendar esta variante informal de ayuno, aunque existan estudios científicos que respalden sus beneficios para la salud. Ayunar de verdad, es decir, no comer nada y beber tan solo una gran cantidad de agua buena, es mucho más efectivo que esta variante estadounidense.

Además, este método solo tiene sentido si el paso al metabolismo lipídico se produce enseguida y, sobre todo, sin obstáculos. En tal caso, ambos días de ayuno pueden estar realmente llenos de euforia y entusiasmo y, gracias al buen humor que provoca la hormona del crecimiento, convertirse en el mejor momento de la semana. Trasladarlos al fin de semana, por ejemplo, al viernes y al domingo, nos permitirá ahorrar mucho tiempo, y así dispondremos de un tiempo libre prolongado que podremos disfrutar aún más.

ESPECIAL: ENGORDAR MEDIANTE EL AYUNO INTERMITENTE

Aunque parezca contradictorio, el ayuno intermitente también puede utilizarse para ganar peso. Porque cuando el organismo aún no ha aprendido a pasar al metabolismo lipídico con cierta rapidez, el hambre que sigue a uno, dos, tres o cuatro días de ayuno puede hacernos comer en exceso. A ello debe añadirse que el cuerpo aprende deprisa a adaptarse a este tipo de alimentación mínima. En consecuencia, los alimentos se aprovechan aún mejor. Este efecto se consigue con cierta seguridad si se repiten períodos de cuatro días de ayuno. En realidad, lo que haremos será usar el conocido efecto rebote, que nos servirá para disfrutar a fondo después del ayuno, para comer en abundancia y engordar.

Para este fin, son preferibles los acompañamientos saciantes ricos en calorías, que sin duda ofrece también la cocina vegetariana e integral sin gluten, como las patatas fritas o asadas, la polenta y la pasta. A mucha gente le gusta más la pasta sin gluten que la normal.

Asimismo, es importante practicar el ejercicio adecuado para no ganar solo grasa sino también musculatura, o sea, en lugar de hacer ejercicio cardiovascular, que más bien adelgaza, hacer sesiones de entrenamiento muscular para desarrollar músculos concretos.

El método de uno o dos días de ayuno resulta especialmente indicado para aprovechar el hambre que va aumentando. Esta cesa al cabo de tres días como muy tarde, a no ser que nuestra hambre de vida sea tan inmensa que interfiera en este efecto. En cambio, pasados cuatro días podremos beneficiarnos del efecto rebote. Varios períodos de ayuno cortos funcionan mejor que uno largo, ya que en este suele prevalecer el efecto adelgazante.

De todas maneras, este método tiene sus límites. Una persona pícnica, de constitución rechoncha, puede engordar tanto como quiera con este método, pero en cambio, un tipo leptosomático, de constitución más frágil, lo tendrá más difícil. Para el último será más fácil conseguir el aumento de peso mediante el entrenamiento físico. Los músculos que se trabajen crecerán sobre todo durante la fase de descanso posterior, especialmente por la noche, mientras dormimos. Por ello, el entrenamiento debería ir seguido de una regeneración abundante.

Con un entrenamiento disciplinado es posible desarrollar la masa muscular, también si se sigue una dieta vegetariana e integral, y hasta sin gluten. Culturistas como el médico Alexander Dargatz, el psicólogo diplomado y deportista de fuerza Patrik Baboumian o el modelo y atleta Karl Ess ofrecen pruebas evidentes de ello, cada uno a su manera.

Por supuesto, los defensores de este método de ayuno confían ciegamente en él, pero para otros esta dieta puede convertirse en una experiencia de sombra. Una persona que pase hambre durante dos días no se sentirá bien ni satisfecho en este período, y en los cinco días siguientes devorará con tal abundancia que después quedará *harto*. De modo que, con este método, el principio de la sombra puede atiborrarse bastante y dejar que el ayunador también se atiborre. Así pues, con el ayuno intermitente es posible incluso engordar, cosa que, si lo hacemos conscientemente, puede favorecernos (véase el recuadro).

Por otra parte, el tipo de tejido desempeña un papel importante a la hora de metabolizar mediante el ayuno. Hay diferencias notables entre las personas que hasta ahora han llevado una alimentación integral con nutrientes de buena calidad y aquellas cuya nutrición es de baja calidad. Los residuos industriales, cada vez más devastadores para el macrocosmos, tampoco actúan en beneficio del microcosmos de nuestro cuerpo, cuando salen a la superficie gracias al ayuno. Cada uno sabe en qué condiciones está su cuerpo con relación a esto y puede elegir el método más adecuado para él. Dependiendo de su naturaleza, cada persona podrá decidirse por una semana de ayuno para iniciarse en el cambio de manera rápida y valiente —sin que le importe cómo se siente— o, si lo prefiere, por un camino más suave, como la dieta 2:5 o el modelo 18:6.

La dieta 3:4

Como es lógico, también se puede ayunar tres días y descansar otros cuatro. En este caso, las ventajas y desventajas son las mismas que se han descrito para la variante 2:5. El que quiera adelgazar y tenga un metabolismo que se adapte bien, podrá empezar su andadura todavía más rápido. Con el método 4:3 e incluso con el 5:2, la reducción de peso se produce a una velocidad aún mayor.

No obstante, el siguiente método de ayuno intermitente funciona mejor para tal fin en lo tocante a la hormona del crecimiento HGH. Por lo único que son buenas las variantes 4:3 y 5:2 es porque preservan el ritmo semanal, cosa que no ocurre con un ayuno a intervalos más estricto. De todas maneras, tal vez resulte estimulante romper este viejo ritmo, que sobrevivió incluso a la Revolución francesa, a pesar de la amenaza de la guillotina.

Ayuno intermitente o a intervalos: ayunar cada dos días

Este método consiste en comer y ayunar en días alternos. Como máximo, la ventana de alimentación dura 12 horas —como se describía en el día de ayuno aislado— y va seguida de un mínimo de 36 horas de ayuno, aunque es posible, según cómo se sienta cada uno, hacer que la fase de ayuno y la de comida duren lo mismo. Esta proporción puede mejorarse casi a voluntad, y el método admite en todo momento combinaciones con las variantes de ayuno a corto plazo descritas al principio, como las de tomar el desayuno más tarde o saltarse la cena.

Así, a un máximo de 20 horas de ánimo normal le seguirá un mínimo de 28 horas de estado de ánimo más alegre gracias al efecto de la hormona del crecimiento, ya que la producción de HGH durante el período de ayuno se pone en marcha entre 6 y 8 horas después de comenzar el ayuno tras las 12 horas previas en fase de comida. Por supuesto, como hemos dicho, esta proporción podría optimizarse, por ejemplo, retrasando el desayuno a las diez de la mañana y adelantando la cena a las seis de la tarde, de manera que la fase de comida quede reducida a 8 horas. De este modo, las 18 horas de comida irían seguidas de 30 horas de intensa alegría. O sea que, en lo que a estado de ánimo se refiere, este es un negocio redondo y sin inconvenientes.

Para realizar el ayuno a intervalos es necesario que el paso al metabolismo lipídico se produzca con facilidad, si bien con este método el organismo se amolda enseguida al ritmo alterno y no trata de rebelarse si existe una motivación firme. Esta variante se ha popularizado mucho, y con muy buenos resultados, en Austria, donde se la conoce como el método «10 en 2» gracias al profesor de cabaret Bernhard Ludwig. No es extraño, pues además de que el organismo aprende muy rápido a adoptar el metabolismo lipídico y de ayuno —por necesidad—, el método comporta muchos beneficios para el estado de ánimo.

Bernhard Ludwig, que me confesó en privado que su método, unido al modelo vegano de la Peace Food, podía conseguir resultados aún mejores, ha alcanzado grandes logros personales y ha abierto un campo de acción muy amplio en Austria. Gracias a ello, disponemos de muchas experiencias positivas, no solo en relación al estado de ánimo, sino sobre todo a su efecto favorable en el peso corporal. Es poco probable que este tipo de ayuno ocasione daño alguno, y de hecho pasar aunque sea un solo día sin comer le sentará muy bien a la inmensa mayoría de las personas, y no solo en Austria.

Además este método es el que ha sido objeto de más estudios científicos, ya que también goza de gran popularidad en Estados Unidos, donde se lo conoce como *alternate day fasting* o *every other day fasting*. Se han realizado numerosos estudios con ratas y ratones, así como con humanos. En el primero de ellos, ocho mujeres y ocho hombres con un peso saludable llevaron a cabo el ayuno a intervalos durante tres semanas (Heilbronn, Smith *et al.*, 2005; Heilbronn, Civitarese *et al.*, 2005). Los participantes perdieron entre el 2,5 % y el 0,5 % de su peso corporal, una pérdida formada por entre el 4 % y el 1% de su masa grasa. No se alteraron el azúcar en sangre ni la grelina, la hormona que estimula el apetito; solo disminuyó el nivel de insulina, lo cual indica una gran sensibilidad a la insulina y puede ser positivo para prevenir la resistencia a la insulina.

Formas híbridas del ayuno a corto plazo
El ayuno intermitente se puede combinar perfectamente, por ejemplo, con las variantes 3:4, 4:3 o 5:2. De este modo, se realiza ayuno intermitente durante la semana y el fin de semana se disfruta de la comida, o al revés. Si ayunamos el lunes, el martes comemos, el miércoles volvemos a ayunar, el jueves comemos, el viernes, sábado y domingo podemos seguir comiendo y ponernos las botas, con lo cual estaremos realizando el sistema 2:5. Si también ayunamos el viernes, pero nos regalamos comiendo el fin de semana, iremos a parar al sistema 3:4. En caso de que el lunes comamos y el martes ayunemos, el miércoles comamos y el jueves ayunemos, el viernes comamos y el sábado y el domingo ayunemos, estaremos siguiendo la variante 4:3. Así que los dos tipos de ayuno son combinables a voluntad.

¿CUÁL ES EL MÉTODO DE AYUNO MÁS ADECUADO PARA MÍ?

La pregunta que plantea el título es crucial. Por supuesto, estos métodos se pueden probar. Sin embargo, hacerse algunas preguntas puede servir de ayuda cuando todavía no se ha tomado una decisión.

Aun así, debe quedar claro que, si no funciona la primera variante probada, puede funcionar la segunda, o la tercera. En cualquier caso, hemos descrito un gran número de modelos, y si se combinan distintos métodos pueden añadirse tantos como se quieran.

Lo más importante es ser consciente desde el principio de que, durante la fase de prueba, no existen los fracasos, sino solo distintas expresiones de la curiosidad y el valor. Además, se puede probar con un solo día de ayuno a la semana, conseguir realizarlo y pese a ello darse cuenta de que no es el mejor método para uno. De hecho, sucede a menudo que los intentos se logran, pero con todo y con eso no respondan al modelo propio que parece hecho a medida para nosotros. Entonces habrá que seguir probando hasta que lo encontremos.

Una posible trampa podría ser no reconocer la afirmación de Heráclito «*Panta rei*» ('todo fluye') o la sentencia «Lo único seguro es que nada permanece igual a como está». La variante zen lo expresa de manera aún más bonita: «Nunca puedes bañarte dos veces en el mismo río». Así que siempre habrá que buscar nuevos modelos. Y quizá lo que funcionó durante un tiempo determinado deje de funcionar, de manera que tendremos que cambiarlo o reencauzarlo. En consecuencia, se aconseja ser flexibles y recopilar información de las propias experiencias.

ESPECIAL: RITMO DE AYUNO LIBRE

El que ya conozca todas estas propuestas y haya probado algunas de ellas, quizá en algún momento encuentre su propio ritmo de ayuno libre y personalizado. De hecho, animo al lector a que, con el tiempo, encuentre su camino particular en el terreno del ayuno.

Podría pasarle como me pasa a mí. Hay un momento en que el organismo simplemente sabe que necesita una pausa. Me encantan los nuevos impulsos y las nuevas ideas, pero después de trabajar con ellos es necesario detenerse

---

a descansar para procesarlos y consolidarlos. Ahora describiré mi pauta de ayuno con la esperanza de que sirva de inspiración al lector para crear la suya, que tal vez no se parezca en nada a la mía.

En primavera y en otoño hago un ayuno de 16 días cada uno, que se integran en mis dos cursos de ayuno, «El cuerpo, templo del alma» y «Ayuno, silencio, meditación». Durante el segundo curso también ofrezco el ayuno online, y después disfruto de un largo y placentero restablecimiento. Estos dos grandes períodos de ayuno confieren una cierta estructura a mi vida y los practico de manera regular desde hace cuatro décadas. Además, antes del curso en primavera y después del mismo en otoño hay una semana de ayuno y senderismo, durante la cual ayunamos con sopa de verduras, y en la que obviamente también participo. Asimismo, hay una semana de placer, ayuno y senderismo y otra de desintoxicación que parten de un ayuno crudo exquisito. A ellas se añaden una semana de ayuno con vino y una de regeneración, con muchos estímulos generados por el ayuno.

Me sienta fantásticamente ayunar de vez en cuando, y lo noto enseguida. Pero quizá para usted sea demasiado ayuno. Cada uno ha de probar qué le funciona mejor.

Además, me encanta —como ya he dicho— empezar el año con una larga temporada de meditaciones escritas y pasar el invierno en un lugar cálido. Los últimos años he estado en Asia, despertándome con las gallinas; sin levantarme con la salida del sol, tomo el portátil y paso la mañana en ayunas, soñando, escribiendo y meditando, con pequeñas interrupciones para nadar y practicar taichí. Al mediodía me como una bandeja de fruta, masticándola bien hasta convertirla en zumo, ya que así el ayuno no se interrumpe. Por la tarde comemos en abundancia y disfrutamos mucho de la cena. Para mí, este modelo de «Comer durante una hora y ayunar prácticamente 23 horas» resulta ideal y con él me siento en forma.

Durante los cursos que imparto sobre las leyes de la sombra o los principios de la vida, mi ritmo de ayuno cambia, porque me entran ganas de probar esos platos veganos, cada vez mejores. Por la mañana solo tomo fruta o verdura cruda, que, como ya he repetido varias veces, mastico a conciencia, o tomo un batido. De este modo, el desayuno no es un verdadero «des-ayuno», y durante la mañana puedo seguir disfrutando de un metabolismo lipídico más eficaz. Después, al mediodía y por la tarde —dependiendo de la época del año antes tomo tanta comida cruda como sea posible—, como con normalidad. Así, desde cerca de las ocho de la tarde hasta las doce del mediodía se produce una pausa en la ingesta de comida, o período de ayuno, que dura unas 16 horas, lo cual corresponde al ritmo 16:8.

Cuando estoy de viaje, el día empieza con el desayuno, que se reduce considerablemente, pues durante el trayecto solo como algo ligero —fruta y verdura cruda—, y omito la cena, porque prefiero no comer nada antes de mis clases dobles, que empiezan a las seis y media de la tarde, ya que la comida en la barriga sería un obstáculo, pues la sangre del cerebro se trasladaría al tracto digestivo. Este modelo de ayuno corresponde también al 16:8 o incluso al 18:6, y va cambiando según las circunstancias de cada día. A veces voy a pasar el día con amigos a Steinhude o hay un fin de semana de formación médica continua, en el que el día comienza con un desayuno al que no puedo renunciar, ya que se ha preparado con mucho amor y cuidado. Al mediodía tomo un par de tentempiés en el barco de mi amigo Ingo y por la noche ceno con amigos, de manera que entonces no logro siquiera el ritmo 12:12. Durante estos días se impone el placer de comer, y también lo disfruto muchísimo y me sienta muy bien.

Otros días —todavía demasiado pocos, pero cada vez más— paso la mañana en la cama leyendo y jugando y almuerzo tarde, hacia las dos, y después, tras una buena tarde, tomo una cena deliciosa. Este ritmo sigue correspondiendo al modelo 16:8. En días así en ocasiones me permito un poco de nata en uno de mis infrecuentes éxtasis de café. Por lo demás, en la medida de lo posible, trato de ser coherente y nutrirme a base de alimentos veganos frescos y sin gluten.

Para evitar los malentendidos que tal vez surjan a raíz de esta descripción de mi vida de ayuno: me encanta la buena comida y la disfruto. Tengo la ocasión de hacerlo a diario, en paralelo al ayuno, con el modelo de la Peace Food.

Uwe, mi asistente, que come y vive de un modo mucho más normal —con excepción de uno o dos períodos de ayuno más largos en primavera y a veces también en otoño—, sigue el sistema del «10 en 2» de Bernhard Ludwig, o sea, el ayuno intermitente. Y también hace excepciones, por ejemplo, cuando paramos en Johanniskirchen o en Steinhuden, o cuando vamos al hotel Essentis, donde doy mis seminarios, en Berlín Köpenick, o cuando pasamos una semana de comilonas en el hotel Garden, un hotel con aguas termales de Italia.

Preguntas útiles antes de empezar un ayuno intermitente

1. ¿Soy del tipo perseverante? (principio de Saturno, 10)
2. ¿O soy más bien inconstante y creativo cuando estoy fuera? (principio de Urano, 11)

3. ¿Considero que es importante llevar una rutina y que hacerlo me da seguridad? (principio de Urano-Mercurio, 6)
4. ¿O bien prefiero la variación y cosas nuevas siempre? (principio de Géminis-Mercurio, 3)
5. ¿Tengo mucho que procesar (también en la barriga) y me siento pesado? (principio de Saturno, 10, y principio de Júpiter, 9)
6. ¿Quiero adelgazar? Si es así, ¿en qué zonas? (principio de Virgo-Mercurio, 6)
7. ¿Quiero adelgazar muy rápido porque soy impaciente? (principio de Marte, 1)
8. ¿O puedo hacerlo con tranquilidad? (principio de Saturno, 10)
9. ¿O, por el contrario, lo que quiero es engordar? (principio de Júpiter, 9)
10. ¿Estoy en mi peso ideal y quiero conservarlo? (principio de Libra-Venus, 7)
11. ¿Quiero hacerlo sobre todo por mi salud? (principio de Virgo-Mercurio, 6)
12. ¿O para mí es prioritario ser como la mayoría, y lo hago porque ahora todo el mundo lo hace? (principio de Aries-Venus, 2)
13. ¿Necesito sentirme cómodo y a gusto durante el ayuno? (principio de la Luna, 4)
14. ¿Qué es lo que deseo conseguir realmente con el ayuno? ¿Qué objetivo, qué planes tengo? (principio de Júpiter, 9)
15. ¿A quién quiero gustar? ¿Solo a mí (principio del Sol, 5)? ¿O a alguien más, por ejemplo, mi pareja, quizá por miedo a perderla (principio de Libra-Venus, 7)?
16. ¿Qué más quiero cambiar? ¿Aspiro a una transformación radical, que lo revolucione todo? (principio de Plutón, 8)
17. ¿O representa más bien una filosofía de vida? (principio de Júpiter, 9)
18. ¿O considero importante vivir experiencias espirituales? (principio de Neptuno, 12)
19. ¿Qué debería aportarme el ayuno? (principio de Virgo-Mercurio, 6)

20. ¿Qué habilidades debería despertar en mí? (principio de Virgo-Mercurio, 6)
21. ¿Tengo un objetivo concreto? (principio de Virgo-Mercurio, 6)
22. ¿Qué me haría feliz? (principio de Júpiter, 9)

Respuestas a las preguntas

1: Con el regalo de su fantástica disciplina puede escoger prácticamente cualquier variante del ayuno, también la que requiere más tenacidad, la semana de ayuno entera, o el ayuno a intervalos, que sin duda al principio y durante algún tiempo precisa más rigor. Si se decide por esta opción, encontrará estimulantes las preguntas de la 14 a la 22, que le acercarán a su objetivo de ayuno.

2: Con su creatividad y curiosidad, es posible que se divierta probando varios métodos en poco tiempo, quizá en el orden en que se le vayan presentando. Si sabe lo bien que es capaz de empezar, también sabrá lo rápido que puede abandonar. Téngalo presente y procure, tras realizar tres intentos con cada método, completarlos hasta el final, aunque se le haya ocurrido algo mejor.

3: En el caso de que para usted sea importante seguir una rutina, pregúntese hasta qué punto esta es realmente suya y si de verdad quiere mantenerla. Piense en la posibilidad de, mediante la consciencia, transformarla en un ritual diario, y en qué forma de ayuno intermitente podría incorporar mejor a su vida, le molestaría lo menos posible y, sobre todo, le resultaría inspirador.

4: Si le gusta el cambio y la variedad constantes, elija una de las formas mixtas del ayuno intermitente y permítase una excepción de vez en cuando. En cuanto advierta que solo está comiendo salchichas de cerdo fritas, empiece de nuevo y la próxima vez saltará y fracasará mejor. Cito libremente a Samuel Beckett: «*Ever tried. Ever failed. No matter. Try again. Fail again. Fail better*», es decir,

«Intentarlo otra vez. Fracasar otra vez. No pasa nada. Vuelve a intentarlo. Vuelve a fracasar. Fracasa mejor».

5: Se siente cargado y como si arrastrara demasiado peso consigo; se trata de un asunto serio. Así que tómeselo también en serio y sea consecuente. Necesita disciplina, como la que tiene el tipo de Saturno. Si tanto necesita la disciplina, esta irá hacia usted. Acéptela y aplíquela. Empiece con una o dos semanas de ayuno y después inicie un ayuno intermitente. Y si es tan serio y usted se siente tan pesado, le recomiendo que lea mi libro *Peace Food** y prescinda de todas las proteínas animales a partir de ahora. Cuando haya leído y digerido este libro, deje también de tomar gluten. De esta manera estará mucho más cerca de su gran secreto, o quizá ya lo habrá alcanzado o estará a punto de hacerlo.

6: Cuando quiera adelgazar, ha de aclarar por qué, cuál es el motivo real. Lea las preguntas 7 y 8 y decida qué quiere, adelgazar deprisa o hacerlo con calma y más tiempo. En cualquier caso, le servirá la respuesta a la pregunta número 5. Si quiere bajar de peso con rapidez, haga lo que se describe allí. Si, en cambio, prefiere tomárselo con tranquilidad, escoja una variante de ayuno intermitente para el día a día, quizá el método 16:8. Lo ideal sería que, desde este momento, optara por una alimentación vegetariana, integral y sin gluten, como indica la respuesta a la pregunta 5. Esto potenciará su experiencia.

7: Si es tan impaciente, pídale a Dios que le conceda paciencia, pero ¡ahora mismo!, y también determinación. Siempre que logre dejar de lado la mala costumbre de pedir deseos, puede empezar de inmediato. En caso contrario, empiece más adelante, cuando vea que sus deseos, por piedad divina, no se han cumplido porque en realidad es usted quien tiene que ponerse en marcha aquí abajo.

---

* Hay trad. cast.: *Alimentación vegana*, Barcelona, RBA, 2012 (*N. de la T.*).

Puede tomárselo literalmente: necesita un programa de ejercicios valiente y comenzar con él enseguida. Aproveche su impaciencia y practique un deporte de resistencia, el que menos le gusta y en el que no pasa nada excepto que se queman grasas, ¡eso es exactamente lo que le hace falta! Sea todo lo vivaracho e impaciente que quiera mientras entrena.

A continuación, le aconsejaría llevar a cabo un ayuno intermitente combinado con la eliminación del desayuno o la cena. Esto le servirá para bajar de peso con gran rapidez, siempre y cuando abandone todas las proteínas animales, en consonancia con la Peace Food, y el gluten.

8: Si está en disposición de tomárselo con calma, tiene a su disposición todo el amplio abanico de variantes del ayuno intermitente con sus numerosas posibilidades. Puede comenzar con toda la parsimonia que quiera, y quizá le baste con empezar con el método 12:12, siempre y cuando sea consecuente con ello. Es decir, ayunar durante el mismo tiempo en el que come, y dejar de picar entre horas. Si es escrupuloso y elimina la proteína animal, y después el gluten, no solo se encontrará mejor, sino que empezará a adelgazar, poco a poco, pero seguro que de manera prolongada. Tan despacio como ha ido ganando peso podrá ahora ir perdiéndolo y, mientras tanto, conocerá mejor su cuerpo. Entretanto, acaso prefiera pisar un poco el acelerador y eliminar durante una semana una comida diaria, como la cena o el desayuno. Dispone de tiempo y de libertad para elegir.

9: En caso de que desee engordar, siga las instrucciones que doy en «Engordar mediante el ayuno intermitente» (véase la pág. 61). Preste atención al desarrollo muscular, porque si el resultado no le gusta a usted, no le gustará a nadie. Todo en exceso hace daño, y esto vale también para el entrenamiento físico. Lo principal es que se sienta bien. Si es mujer, piense que los músculos van más con el arquetipo masculino que con el femenino.

10: Ya está en su peso deseado y solo quiere mantenerlo, así que le felicito. Pertenece al grupo, actualmente minoritario, de las personas equilibradas, por lo menos físicamente. Disfrute de la vida y ayune solo un poco, o quizá algo más, como prefiera. Lea las preguntas que siguen para reflexionar sobre qué motivos lo han llevado realmente a ayunar, como por ejemplo, su salud. Pruebe a trasladar ese equilibrio a otros terrenos de su vida.

11: Si lo primordial para usted es la salud, convendrá que preste especial atención al agua que bebe durante el ayuno. Recomiendo beber, en la medida de lo posible, aguas de manantial. Con esto me refiero a aquellas aguas que brotan de la tierra de manera natural, por sí mismas. Haga una cata de sabor sin mirar las etiquetas de las botellas y escoja un agua como si se tratara de un vino. Deje que las gotas se le deshagan en la lengua. Lo ideal es que realice esta prueba durante una semana de ayuno, ya que su sensibilidad habrá aumentado bastante.

A continuación, escoja también la forma de alimentarse los días libres de ayuno, con alimentos de buena calidad, que se ajusten tanto a sus necesidades como a su paladar.

12: Desea sumarse al carro porque ha visto que ahora hay mucha gente que practica el ayuno; entonces busque un grupo o una comunidad con la que se identifique y que le haga sentir a gusto durante el ayuno. Entre los miles de personas que ayunan, seguro que en su región hay unas cuantas que encajan con usted. Escoja un método de ayuno que le guste y le resulte apropiado, y compruebe si le sienta bien.

13: Si lo que usted busca en el ayuno es salud, bienestar y comodidad, la respuesta es la misma que para la pregunta 12. Lo mejor es que busque un grupo donde se sienta aceptado y bien acogido, pero sobre todo donde esté cómodo. Un grupo donde cualquiera pueda explicar sus progresos y comentarlos con los demás, sin sentir vergüenza, pues al estar rodeado de personas afines todo el mundo debería sentirse arropado. Tal vez este grupo pueda convertirse en su familia; con amor y buenas ideas es posible lograrlo.

14: Por supuesto, solo usted puede averiguar qué es lo que quiere conseguir con el ayuno. Quizá le ayudarán las meditaciones guiadas o recordar cuáles eran sus sueños y aspiraciones más tempranos.

Para encontrar qué es aquello que le impulsa y le motiva son más adecuados los períodos de ayuno más largos, de una semana, por ejemplo, que los más breves, que suelen realizarse un poco de pasada. Aun así, tal vez tenga bastante con tres días, como suele pasar en el ritual de la búsqueda de visión de los nativos americanos.

15: Si lo hace principalmente por usted mismo, podrá elegir cualquiera de las variantes de ayuno a corto o a largo plazo. En caso de decidirse por lo último, buscará y encontrará una experiencia más intensa. Quizá pueda disfrutar de una semana dedicada solamente a cuidarse según le apetezca, y en la que esté permitido que todo gire a su alrededor. Si, en cambio, lo que desea es impresionar a otra persona o ayuna por miedo a perderla, deberá tener una cosa muy clara. Podría tratarse de una muestra de amor maravillosa el preocuparse de que la pareja peligre si uno no mueve un dedo por cumplir algo que su compañero o compañera anhela fervientemente, tal vez desde hace tiempo. Aunque la motivación para el ayuno venga de fuera, será igualmente útil para empezar, y más adelante ya tomarán el relevo el ayuno y su «médico interno», si bien en este caso recomendaría hacer un ayuno más largo, de al menos una semana.

16: Si ansía un cambio radical y profundo, tendrá que encontrarlo; ello es posible si se entrega por completo al deseo de cambio. Comience con un ayuno prolongado, cuya duración dependerá de su peso actual. Durante este ayuno corte por lo sano: cambio absoluto de alimentación prescindiendo de la proteína animal y el gluten, sin hacer excepciones. Sea totalmente consecuente desde el primer momento; es la forma más radical de hacer un cambio, pero a la vez es la más fácil. Después podrá pasarse al ayuno intermitente, siempre que su peso lo permita. Su efecto puede reforzarse eliminando la cena o el desayuno. Como usted es radical, le pega bastante esto de atacar las cosas de raíz.

Pero si todavía no sabe qué es lo que debería cambiar en su vida, tal vez el ayuno le brinde la solución. En ese caso, necesitará más de 16 horas o de un día. Lo mínimo son tres días, aunque lo ideal sería una semana. Mantenga una actitud abierta y observe adónde le llevan esos días y qué experiencias le proporcionan. También podrían ayudarle las meditaciones guiadas. Al final del presente libro encontrará una relación de libros y CD.

17: Cuando lo que busca es una filosofía vital, es probable que necesite más que un período de ayuno breve, así que será mejor que empiece con una semana de ayuno y se deje llevar por las meditaciones guiadas que le ayuden a encontrar las reglas del juego de la vida.

18: Si su objetivo son las experiencias espirituales, todo dependerá de la consciencia con la que usted emprenda su camino de ayuno. Sin duda, tendrá más posibilidades con períodos de ayuno más largos. Todos los grandes maestros bíblicos, desde Moisés hasta Jesucristo, pasando por san Juan Bautista, huyeron de los grandes acontecimientos y pasaron cuarenta días en el desierto para ayunar. He ayunado dos veces durante ese tiempo, y ninguna de ellas me he arrepentido. Pero, como iniciación, es un ayuno demasiado largo y demasiado radical. Si no tiene ninguna experiencia con el ayuno, empiece con una de las variantes del ayuno a corto plazo que le cuadre, y después ayune durante una semana en primer lugar, después durante dos semanas, si puede siga con cuatro semanas y por último, con cuarenta días. Así es como lo hice yo, me fue muy bien, y podría indicarle el camino.

19: Puede que no sepa todavía qué podría aportarle el ayuno intermitente; entonces alégrese de tener una actitud tan abierta y no lo «intente», simplemente hágalo, y si es posible ahora mismo. ¿Cuándo si no? Se trata de usted, y esa es la única seguridad.

20: Qué habilidades debería despertar en usted el ayuno es algo que solo usted podrá descubrir, y su «yo» le ayudará en la búsqueda. Sea como sea, en todos nosotros se esconden muchas posibilidades y talentos, y conforme a mi experiencia, el ayuno es una oportunidad literalmente milagrosa para descubrirlos. Lo mejor es que se conceda una semana de ayuno. Los resultados le sorprenderán. Busque ayuda para lograrlo, si es que la necesita. El ayuno online es una opción muy sencilla, pero por supuesto puede acudir también a médicos o naturópatas especialistas en ayuno.

21: Si todavía está buscando su objetivo concreto, tal vez lo más apropiado sea ayunar dos o tres días, o quizá incluso una semana. «Si buscas, encontrarás», reza la Biblia, y así es: aquel que busca con sinceridad y no abandona, acaba encontrando. Sin embargo, puede ganar un poco de tiempo si se concentra más en encontrar que en buscar.

Esto está demostrado empíricamente por un osito y un pequeño tigre, que lo investigaron recogiendo setas cuando iban en busca de Panamá, el país de sus sueños.*

Pero concretemos, si lo que quiere es volver a caber en un bañador, pregúntese primero cómo quiere acercarse a su objetivo, ¿engordando o adelgazando? El ayuno puede ayudarle a conseguir ambas cosas. Lo más probable es que intente adelgazar.

¿Quiere hacerlo rápido y que le dure? En tal caso, primero deberá averiguar los hábitos que hay detrás de su sobrepeso actual.

Para lograr la sanación —como describe la salutogénesis— se trata de comprender el asunto o el problema de su peso desde una perspectiva más amplia para trabajarlo o transformarlo. Así pues, piense cómo podría conseguir y hacer realidad lo que consigue ahora con su peso actual, pero de una manera distinta, más favorable para su desarrollo.

En tercer lugar, debe encontrarle una posición en el sentido global de su vida. Sería ideal que todo ello se llevara a cabo durante una semana de ayuno inicial.

A continuación podría realizar un ayuno intermitente hasta alcanzar su peso ideal, e incluso bajar un poco más. Hay mucha gente que ya lo ha logrado, y ahora además ofrecemos un programa de tres semanas con el reto del peso ideal: una semana de desintoxicación, una semana de ayuno y una semana de recuperación con ayuno intermitente (www.lebenswandelschule.com).

Cuando termine, podrá seguir un programa mixto formado por ayuno intermitente y una de estas variantes: 3:4, 4:3 o 5:2. Esto lo

---

* Referencia al conocido libro infantil *¡Qué bonito es Panamá!* (1978) del ilustrador y escritor alemán Janosch (*N. de la T.*).

mantendrá en forma, pero es importante que le guste especialmente aunque «solo» se trate de mantener su peso, lo cual le resultará muy sencillo una vez conozca su patrón. Encontrará más consejos sobre esto en la respuesta de la pregunta 8.

22: Si está buscando algo que lo haga realmente feliz, hay muchas maneras de encontrarlo, y el ayuno le será de gran ayuda sin ningún tipo de duda. Averígüelo a toda costa.

Los principios fundamentales de la vida como referencia

Como era de esperar, las preguntas que se han planteado se corresponden con los doce principios básicos de la vida (que he incluido entre paréntesis tras cada pregunta), como por ejemplo, el principio de Saturno (10) o el principio de Virgo-Mercurio (6). Los números entre paréntesis indican la posición del principio en el círculo del desarrollo; por ejemplo, el principio de Virgo-Mercurio ocupa el campo (o casa) 6 y el principio de Saturno, el 10. Conviene que cada uno preste especial atención al principio al que remiten las preguntas con las que se ha sentido identificado, pues a menudo proceden de este principio, además de muchas oportunidades, las excusas que resultan tan decisivas y que muchas veces obstaculizan nuestro camino.

Si ve un número 1 junto a una pregunta, como por ejemplo en la pregunta 7, referente a la impaciencia, esta pregunta está relacionada con un tema correspondiente al principio de Marte, que es el principio de agresión y renacimiento. Si aparece un número 2, como en la pregunta 12, sobre la pertenencia a un grupo, se tratará del principio de Aries-Venus, situado en el segundo campo, y que gira en torno a la autoestima, el enraizamiento y la voluptuosidad. El número 3 remite al tercer principio, el de Géminis-Mercurio, el principio del contacto y la comunicación.

El principio de la Luna —número 4— es el principio de los sentimientos y los ritmos vitales; el principio del Sol —número 5— representa la creatividad y el centro propio. Al principio de Virgo-Mercurio —número 6— pertenecen la medicina y la salud, y el principio de Libra-Venus —número 7— simboliza el amor, la estética, la paz y la belleza, así como el equilibrio de los opuestos en armonía.

El principio de Plutón —número 8— incluye los temas de la muerte y el devenir, el arrepentimiento y el retorno interior, la metamorfosis y la transformación total. El principio de Júpiter —número 9— representa el principio vital del crecimiento, del encontrar sentido y la expansión. El principio de Saturno —número 10— se refiere a la reducción a lo esencial, donde menos es más. También pertenecen a él la estructura y la disciplina.

El principio de Urano —número 11— alude a la despolarización, la espontaneidad, la libertad, la originalidad y el humor, así como a la capacidad de pasarse de la raya y descubrir nuevos caminos. El principio de Neptuno —número 12— representa el más allá, lo divino y lo inexplicable; se trata del principio de la mística, la trascendencia, el rebasamiento de los límites y la disolución de lo visible y superficial.

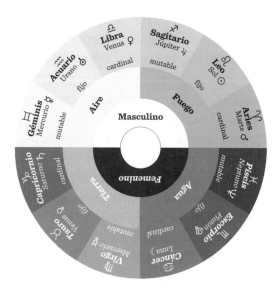

Los 12 principios básicos de la vida y sus correspondencias

Se habrá dado cuenta de que, en las preguntas formuladas arriba, el principio de Virgo-Mercurio (6) y el de Saturno (10) aparecen más veces que los demás. Esto se debe a que el ayuno, como cualquier tipo de reducción, pertenece al campo 10 y la salud, a la casa 6. De todas maneras, lo bueno de los métodos de ayuno intermitente es que se pueden adaptar a todos los principios básicos de la vida, como se describe en las respuestas a las preguntas.

BENEFICIOS DEL AYUNO INTERMITENTE

Lo más importante y valioso que conseguiremos con el ayuno intermitente es una enorme mejora de nuestra salud y calidad de vida. Gracias a él, gozaremos también de una vida mucho más larga, ya que la esperanza de vida aumenta cuando comemos menos. Hay toda una serie de estudios científicos que demuestran esta afirmación, y el presente capítulo está dedicado a describirlos con detalle. En general, podemos esperar mucho más de una vida con ayuno, no solo en cuanto a cantidad, sino también en cuanto a calidad y profundidad.

Además, en muchos casos el ayuno intermitente aporta un nuevo ritmo a nuestra vida y con ello, más vitalidad. Cuando el ritmo es vida, como afirmaba Rudolf Steiner, se subraya de nuevo su importancia. Si hemos terminado encerrados en rutinas fijas y el día a día transcurre al compás de una agenda estricta, nuestra vida corre peligro. La transformación del ritmo diario mediante el ayuno intermitente puede —dicho de modo exagerado— devolvernos la vida, y salvárnosla. Nos ayudará a salir de círculos viciosos y a entrar en espirales ascendientes o de felicidad.

Otra gran ventaja del ayuno intermitente es que la mayoría de sus variantes son tan sencillas y llevarlas a cabo es tan parecido a hacer vida normal que las dificultades iniciales desaparecen, de manera que quienes logran dar este paso son muchos más que los que culminan ayunos a largo plazo. En consecuencia, el campo del ayuno en su conjunto puede ampliarse enormemente y ganar popularidad, hasta tal punto que podría devolvernos a los tiempos del ayuno cristiano, cuando toda la comunidad cristiana ayunaba a la vez, algo parecido al Ramadán celebrado en la comunidad musulmana, si bien este método no es del todo recomendable para la salud, pues en los países en general cálidos donde se practica no puede esperarse una gran curación si no se bebe agua mientras brille el sol, como se hace durante el Ramadán. Aun así, no podemos imaginar qué pasaría si toda la cristiandad volviera a ayunar de verdad durante su período de ayuno y después dejase de consumir productos animales según el cristianismo franciscano.

Por otra parte, muchos de los nuevos estudios hechos en Estados Unidos se refieren al ayuno intermitente, de modo que este cuenta con un respaldo científico mejor que el ayuno clásico. Esto elimina todavía más dificultades, y abre las puertas del ayuno a mucha gente de talante científico.

También hay que tener en cuenta que la mayoría de las variantes del ayuno intermitente valen únicamente lo que cuesta un libro como este y no precisan que vayamos a hoteles o sanatorios. Todo el mundo puede hacerlas en casa por su cuenta sin mayores problemas, compaginándolas con casi cualquier trabajo, al menos las variantes que hemos descrito aquí.

Por si fuera poco, con el ayuno intermitente nos ahorramos tiempo y dinero (véase el recuadro, pág. 88). Mientras que las dietas suelen ser trabajosas, pesadas y a veces caras, ya que deben adquirirse multitud de preparados especiales y mezclas nutricionales, para el ayuno intermitente no se necesita absolutamente nada, más bien lo contrario. Al eliminar comidas y ayunar durante uno o varios días enteros, se ahorrará tiempo, dinero e incluso energía. Nuestro organismo gasta muchísima energía para hacer la digestión, una energía que con el ayuno intermitente fluye de modo mucho más rápido y perceptible y queda a nuestra disposición. Lo ideal sería que, desde el principio, aprovecháramos el tiempo que nos ahorramos y la energía que ganamos de manera productiva y nos pusiéramos manos a la obra con aquellas cosas que son más importantes para nosotros. Pasa lo mismo con el dinero ahorrado. Si no se ve obligado a ganar dinero enseguida, estará más contento, y quizá también lo estarán las personas que lo rodean, lo cual le brindará todavía más alegría.

FIGURA DESEADA Y PESO IDEAL

A raíz de los estudios científicos más recientes, vamos a tener que reflexionar sobre los problemas de sobrepeso, cada vez más habituales. Se ha demostrado en numerosas ocasiones que los períodos largos de ayuno a diario tienen un efecto mayor que el de las dietas altas en grasas —es decir, con un 40 % de grasa—, y permiten evitar sin ayuda de medicamentos el sobrepeso y la diabetes tipo 2, dos de las enfermedades que, según la OMS, amenazan con convertirse en epidemias.

Cuándo es más importante que cuánto

En 2012, los científicos del Salk Institute for Biological Studies descubrieron que es más importante cuándo comemos que lo que comemos, y que prestando atención a ello se podían evitar —al menos en ratones— el sobrepeso, la diabetes y los problemas del hígado. A partir de aquí, los fragmentos en los que se describan los estudios científicos se marcarán con puntos azules en el margen, para que quien quiera pueda saltárselos fácilmente, pero también para que resulten más fáciles de encontrar.

Los ratones que podían comer cuando quisieran presentaban depósitos de grasa en el hígado más grandes que los de aquellos que recibieron la misma cantidad de grasa y calorías en tan solo 8 horas. El profesor Satchidananda Panda, autor principal del estudio, afirma que «es indudable que una alimentación con alto contenido de grasas lleva a la obesidad y que deberíamos comer más a menudo cuando estamos despiertos. Sin embargo, nuestros resultados demuestran que comer de manera regular y ayunar durante muchas horas a lo largo del día es beneficioso para nuestra salud».

Los científicos alimentaron a dos grupos de ratones de características genéticas, familiares y edades similares con una dieta en la que el 60 % de las calorías procedía de grasas, comparable a una dieta a base de patatas fritas de bolsa y helado en todas las comidas. Un grupo podría comer tanto como quisiera y a todas horas, mientras que el otro tan solo comía durante 8 horas cada noche, lo cual resultó en un ritmo de ayuno 16:8.

Tras cien días, el grupo que comía a todas horas sufría sobrepeso y presentaba unos elevados valores de colesterol y azúcar en la sangre, así como daños en el hígado y una disminución del control motor sobre la musculatura, mientras que los ratones sometidos a un ayuno breve pesaban un 28 % menos y no mostraban ningún problema de salud, a pesar de haber ingerido la misma cantidad de la misma comida. Además, al realizar determinados ejercicios, los ratones ayunadores superaban tanto a los que comían a todas horas como a los ratones pertenecientes a un grupo de control, que habían recibido una alimentación normal.

Esto permite suponer que —al menos para los ratones— el ayuno es más importante que el tipo de alimentación. Asimismo, concuerda con mis experiencias personales anteriores. En los hoteles donde asistía a seminarios, a menudo no me era posible comer alimentos integrales de buena calidad nutricional, pero sí seguía con regularidad los «períodos de ayuno» entre comidas. Entonces notaba que me sentía mejor que en mi tiempo libre, cuando me alimentaba con productos biológicos e integrales, pero muchas veces consumidos entre horas.

Megumi Hatori, coautora del estudio de Panda, dice sobre ello: «Fueron unos resultados asombrosos. En los últimos cincuenta años se nos ha explicado constantemente que debemos reducir las calorías grasas y alimentarnos a base de comidas pequeñas y tentempiés durante el día. Y de pronto descubrimos la importancia del ayuno. Con él se pueden incluso compensar los efectos perjudiciales de una alimentación alta en grasas». De todas maneras, Hatori advierte —y coincido con ella— que debemos evitar la mala alimentación, y añade: «Lo único que averiguamos es que el ayuno diario (16:8) permite que el cuerpo compense hasta cierto punto una alimentación poco saludable. Pero sin duda esto tiene sus límites».

La explicación que los autores dieron a este fenómeno es obvia: el cuerpo almacena grasa mientras comemos, y tras unas horas de ayuno empieza a quemar grasa y convierte el colesterol en ácidos grasos saludables. Pero si comemos muy a menudo, el organismo sigue generando y almacenando grasa, y aumenta sus células de grasa hasta producir daños en el hígado. En esta situación, el hígado también continúa produciendo glucosa, de modo que sube el nivel de azúcar en la sangre. En cambio, ayunar reduce la producción de grasa, glucosa y colesterol y estimula su procesamiento. Evita la acumulación de grasas y favorece su quema, lo cual mantiene sanas las células del hígado y reduce la grasa corporal en general. El ayuno activa las encimas del hígado, que convierten el colesterol en ácidos grasos y ponen en marcha el llamado metabolismo de la grasa marrón, una especie de grasa buena y fácil de quemar. En consecuencia, puede afirmarse que el organismo quema grasas durante el ayuno, en el sentido estricto de la palabra. Además, el hígado detiene la producción de glucosa durante varias horas, de modo que se reduce el nivel de azúcar en la sangre. En lugar de ir a parar a la sangre, la glucosa se aprovecha para construir moléculas, reparar células dañadas y producir ADN nuevo. Ello reduce las inflamaciones crónicas que intervienen en muchas enfermedades, como las afecciones cardíacas, los accidentes cerebrovasculares, el cáncer y el alzhéimer. Está demostrado que con un ayuno intermitente siguiendo el ritmo 16:8 disminuirían este tipo de inflamaciones subyacentes.

Adelgazar sin efecto rebote

Cuando se trata de bajar de peso, el ayuno intermitente es más adecuado que un ayuno prolongado, ya que la pérdida de kilos se produce con la misma lentitud con la que se han ido acumulando, y también tiene un efecto más duradero. Además, se evita el efecto rebote, ya que el metabolismo basal no disminuye con el ayuno breve, sino que durante los primeros tres días incluso aumenta.

Como es lógico, alguien que se salte una comida al día adelgazará a un ritmo más lento que alguien que ayune durante una semana entera. Puede compararse a lo que ocurre con la pérdida de peso mediante ejercicio físico. Si uno va al gimnasio una vez por semana y se agota o se mete en la jaula de squash a jugar como un loco, sin duda adelgazará a causa de ello, pero es probable que después se recompense con comida por el sobreesfuerzo y por tanto el efecto del deporte se vaya al traste.

En cambio, si uno deja de usar el ascensor durante un año y sube todas las escaleras a pie con su propia fuerza, quizá no vea reflejado en la báscula un éxito directo día a día, pero seguramente al final del año observará una bajada de peso mucho más satisfactoria. Está claro que tampoco se recompensará cada vez que suba escaleras, ya que esto se convertiría en una costumbre. Y tal vez su «médico interior» pueda reprogramar los sistemas que siempre están en funcionamiento o convencerlos de que, al fin y al cabo, alguien que sube tantas escaleras lo tendrá mucho más fácil. Es decir que, a largo plazo, la paciencia y la continuidad son los mejores aliados cuando se trata de adelgazar.

ESPECIAL: LO QUE NOS AHORRAMOS
CON EL AYUNO INTERMITENTE

Por lo general, el ayuno a corto plazo se lleva a cabo como de pasada, o sea, que apenas nos ocupa tiempo. Al contrario, al reducir el número de comidas al día, por ejemplo a dos, a la larga nos ahorramos mucho tiempo y también muchos nervios, ya que simplificamos el día a día. Además, nos gastamos menos dinero. Si comemos solo cada dos días, como ocurre con el ayuno intermitente, el día de ayuno nos evitamos hasta tres comidas, es decir, economizamos un tiempo y un dinero que emplearíamos en ir a comprar, cocinar y comer.

Con la primera variante nos podemos ahorrar unas 360 comidas al año, y como mínimo las mismas horas que estas nos ocuparían. En total, son 15 días al año. Si cada comida nos costase una media de 10 euros —aunque es un cálculo a la baja que no tiene en cuenta el tiempo que nos lleva comprar y preparar los alimentos que aún merecen este nombre—, estaríamos ahorrando cerca de 4.000 euros al año. En 10 años el ahorro equivaldría a 3.600 comidas y el mismo número de horas, lo cual se traduce en 150 días de vida y 40.000 euros, lo suficiente para comprarse un buen coche.

Quien se pase al ayuno intermitente se ahorrará durante 182 días al año el tiempo y el dinero que gasta en comida. Esto representa unas 546 comidas y otras tantas horas, o dicho de otro modo, 23 días —un verdadero regalo— y 5.460 euros, calculados igual que antes. En diez años se acumula un ahorro de 230 días, es decir, casi 8 meses, y 54.600 euros, una cantidad de tiempo y dinero que bien podría invertirse en unas vacaciones fantásticas.

Si se practica el ayuno intermitente durante cuarenta años, o media vida, se ahorra en el caso de eliminar una comida al día 600 días de vida, o sea, casi dos años, y 160.000 euros. Con el ayuno intermitente son 920 días, lo que ateniéndonos a las cifras son más de dos años y medio, y cerca de 220.000 euros, con lo que se puede comprar una casa.

Estos cálculos no reflejan ni de manera aproximada el ahorro real que podemos obtener, tampoco, en el caso de empleados y trabajadores, los costes que se ahorran nuestros empleadores en cuanto a bajas por enfermedad.

Así pues, con el ayuno también resulta más fácil progresar en el terreno profesional, porque en todas partes se prefiere a las personas sanas. Puede parecer duro e injusto, pero está científicamente probado que es así. Y lo que nos ahorramos en seguros de salud es prácticamente incalculable. En los últimos cuarenta años no he tenido que hacer uso del mío. Sin embargo, somos nosotros mismos quienes, con diferencia, más nos beneficiamos del cambio.

Según ha comprobado el «profesor del ayuno» Andreas Michalsen, de la Charité de Berlín, adelgazar mediante el ayuno intermitente es totalmente plausible: «Nuestros datos indican que, si se ayuna una o dos veces por semana, o se toman solo una o dos comidas al día, resulta más fácil acercarse al peso normal de cada uno».

Un estudio realizado con personas de peso normal mostró que, tras tres semanas de ayuno intermitente, la quema de grasas en un solo día aumentaba de casi 60 gramos a más de 100 gramos, mientras que el suministro energético procedente del azúcar disminuyó de 175 gramos a 81 gramos. En las tres semanas que duró el estudio, los participantes perdieron cerca de un 2,5 % de su peso corporal y hasta un 4 % de su grasa corporal (Heilbronn, Smith *et al.*, 2005). Fueron los participantes con sobrepeso quienes perdieron más grasa que peso.

Los efectos adelgazantes resultan aún más evidentes en pacientes obesos. Según una investigación llevada a cabo en 2013, estos perdían una media de 5 kilos de grasa corporal durante 8 semanas de ayuno intermitente, mientras que su masa corporal permanecía inalterada. La medida de sus caderas se redujo una media de 7 centímetros (Klempel *et al.*, 2013). Coincidiendo con el profesor Michalsen, he podido comprobar esto mismo con mis pacientes una y otra vez.

Al parecer, el miedo de que durante los períodos de comida se compense con creces lo que se ha ahorrado ayunando no está justificado. En un artículo publicado en el *New York Times*, Krista Varady, nutricionista de la Universidad de Illinois, explica que el ayuno intermitente no provoca que se coma mucho más en los días normales, sino tan solo entre un 10 y 15 % por encima de la cantidad habitual.

Ayunar con cuerpo y alma

Por supuesto, la pérdida de peso y el tiempo necesario para ello dependerán de muchos factores: el método elegido, la perseverancia con la que se aplique y la constitución individual de cada uno. Además de todo esto, la alimentación desempeña un papel decisivo a la hora de adelgazar. El ayuno intermitente será especialmente efectivo si, aparte de suponer un cambio en los ritmos de la comida, se combina con un cambio también en el contenido de nuestra alimentación. Tomando solo dos comidas al día que no contengan proteína animal y se compongan de productos integrales se adelgazará mucho más rápido y de un modo más saludable que comiendo como de costumbre.

Cuando se trata meramente de adelgazar, el objetivo se puede lograr incluso con las antiguas «dietas de oficinista», que consistían en comer filetes y ensaladas, pero no será lo más sano. Tampoco la alimentación vegana es necesariamente saludable. Se puede ser vegano comiendo harina blanca, azúcar y bebiendo aguardiente de trigo y sirope de maíz, lo cual sería bastante perjudicial. Cuanto más firme, general y sostenible sea nuestro propósito de adelgazar, más contundentes, saludables y duraderos serán los efectos. Suprimir tanto la proteína animal como el gluten conllevará un resultado aún mejor.

Como ya se ha dicho, sin duda avanzaremos más rápido si, en lugar de saltarnos una comida al día, ayunamos por completo en días alternos. Tanto los ritmos de las comidas como el tipo de alimentación pueden crear sinergias sorprendentes y gratificantes.

Podemos llegar muy lejos cuando dejamos que el ritmo, la cantidad y la calidad vayan de la mano, al igual que han de ir al unísono cuerpo y espíritu, sobre todo si esto ocurre con sencillez, ligereza y a veces incluso pasión. Las sinergias nos proporcionan una sensación muy satisfactoria. Cuando se producen recibimos mucho más de lo que esperábamos, de manera que quedamos «des-engañados», en el buen sentido de la palabra. Entonces se crea un ambiente parecido al de una orquesta o al de una empresa, donde todo el mundo tira de la misma cuerda y avanza junto en consonancia. Se trata de la «coherencia» que los científicos están descubriendo poco a poco y valorando cada vez más. Si paciente y médico van a una y tienen un objetivo común de manera consciente, pueden ocurrir cosas sorprendentes incluso en situaciones que, desde un punto de vista científico, parecían desesperadas. De este modo, los milagros se vuelven cotidianos. Y aunque las personas se hayan visto arrastradas al sobrepeso, en la mayoría de los casos de manera inconsciente, podrán salir de él de un modo, esta vez, consciente, como el ave fénix que renace de sus propias cenizas. Las distintas variantes del ayuno intermitente ofrecen oportunidades maravillosas en este sentido.

Si aspiramos a obtener un éxito integral y duradero, será necesario que aunemos cuerpo y espíritu y adoptemos un nuevo ritmo de comida y ayuno y cambiemos la calidad y —de paso— la cantidad de alimentos que consumimos. Entonces se nos abrirán las puertas del éxito. Ya hemos descrito cuáles son los medios para conseguirlo.

Los resumimos aquí de nuevo:

1. Lo primero que hay que hacer es descubrir el ritmo de comida y ayuno que mejor se adecúa a nuestras características personales.
2. Se recomienda adoptar una alimentación vegetariana e integral, de modo que la calidad compense la reducción de las cantidades. La alimentación debe incluir todo lo que necesitamos para quedar satisfechos durante más tiempo. La pri-

mera posibilidad de saciarse consiste en llenar el estómago. Eso puede hacerse incluso con agua, pero no tendrá un efecto duradero. La segunda posibilidad, más duradera, consiste en satisfacer realmente al organismo, lo cual solo se consigue con alimentos de alto valor nutricional. Si no recibe lo que precisa, el organismo volverá a producir una sensación de hambre con la esperanza de que le demos lo que le falta.

3. Durante el ayuno intermitente también es aconsejable limitar hasta cierto punto la cantidad de alimentos que ingerimos, y será de gran ayuda masticar la comida a conciencia antes de tragarla. Además hay que procurar beber agua de manantial en abundancia, pues supone un gran apoyo para el ayuno, como hemos comprobado durante nuestros cursos en TamanGa.

4. Aparte de todo esto, es asimismo importante averiguar qué significado hay detrás de nuestra pauta alimentaria para poder reajustar nuestro regulador de peso.

¿Peso ideal o peso normal?

Primero es necesario hacerse la siguiente pregunta: ¿cuál es mi peso ideal? Como las mismas palabras expresan, se trata de algo muy personal: «mi» peso ideal es el peso con el que me siento bien y en el estado óptimo de mis fuerzas. Por eso no existe una fórmula que dé el peso ideal válida para todo el mundo. El resultado de este tipo de fórmulas demuestra una confusión de los términos. En general, se considera peso normal la altura en centímetros menos 100. Por ejemplo, yo mido 172 centímetros, así que como austríaco normal debería pesar 72 kilos. Sin embargo, eso sería espantoso para mí, porque yo me siento bien con mis 64 kilos, aproximadamente, y con 8 kilos más tendría la sensación de pesar demasiado y de moverme con más dificultades, es decir, de estar demasiado gordo. En consecuencia, hay un peso ideal que normalmente se sitúa para los hombres un 10 % y para las mujeres un 15 % por debajo del peso normal. Según esto, mi peso ideal sería de 65 kilos, que es lo correcto, más o menos.

En resumidas cuentas, la existencia de estas dos expresiones implica que para nosotros lo normal no es ideal y lo ideal no es normal. Y así es, efectivamente. La mayoría de las personas sobrepasan su peso normal, con lo cual se sienten sobrecargados y pesados, y por eso su vida misma les resulta agotadora. Con su peso normal ya estarían un 10 o un 15 %, es decir, varios kilos, por encima de su peso ideal, que es el que más se aproxima al peso de bienestar. Así pues, podemos olvidarnos sin miedo del peso normal. Además, ¿quién quiere ser normal?

La medicina convencional se distingue por tratar de encontrar nuevas fórmulas, pero por desgracia no nos ofrece mucha ayuda para alcanzar nuestro peso ideal o de bienestar, que ha de ser personal, sin tomar pastillas absurdas ni someterse a operaciones cosméticas irresponsables. Las primeras no solo no funcionan, sino que además son perjudiciales. Las últimas interfieren con los canales energéticos del organismo como si no existieran. Los médicos alopáticos tampoco creen en ellos, lo que de nuevo demuestra la visión del mundo de la medicina tan limitada que tienen, puesto que, en ella están ausentes tanto el nivel de la energía vital como el del espíritu. Como es sabido, las culturas medicinales antiguas conocían los canales energéticos, ya fuera como *nadis* en India o como meridianos en China; en Nepal la medicina también los tenía en cuenta. En occidente, en el siglo XIX el médico alemán August Weihe descubrió los canales de energía, aunque su revolucionario descubrimiento no obtuvo ningún apoyo.

Con un sencillo cálculo podemos averiguar nuestro índice de masa corporal, pero esta cifra no nos servirá para calcular la única medida que importa, quizá no en todos los aspectos, pero sí en muchos de nuestros problemas: nuestro peso de bienestar personal.

¿Qué ocurre cuando nos ajustamos a medidas calculadas para personas estándar en lugar de fiarnos de nuestra sensación personal? Resulta especialmente claro en el caso de las dosis de medicamentos. Una dosificación inadecuada puede llevar a engaño a una gran cantidad de gente. En los envases de pastillas, tubos y frasquitos de la industria farmacéutica se establecen las dosis para esas supuestas personas estándar. «Los adultos podrán tomar una unidad tres veces al día; los niños, la mitad», solemos leer. Pero ¿quién es esa persona estándar que sirve de medida para todos los productos farmacológicos? Por supuesto, se trata de un hombre, de peso normal, de 180 centímetros de altura y un peso de 80 kilos, es decir, un hombre con un poco de sobrepeso y cierta acumulación de grasa. Y este hombre se toma como modelo para tratar a todas las mujeres, también las que miden 165 centímetros y con suerte pesan 55 kilos en lugar de 80 kilos, y todos los niños, o sea, también niños pequeños, que tienen que tragarse la mitad de la dosis calculada para este hombre más bien relleno.

Dicho de otra manera, a partir de las dosis indicadas para este hombre estándar, se administran sobredosis a casi todas las mujeres y a la mayoría de los niños de manera indiscriminada. Por lo visto, a la industria farmacéutica no le importan mucho las mujeres, y los niños, nada en absoluto. En realidad, tampoco es que le importen demasiado los hombres, aunque esté dirigida casi siempre por hombres y tenga consejos de administración formados casi exclusivamente por hombres. Tras cuarenta años de experiencia como médico, dudo mucho que dichos consejos realmente aconsejen y supervisen a los directores como es debido. Al fin y al cabo, su principal aspiración es la rentabilidad, y el modo de calcularla es mediante datos y números aislados y objetivos. Pero, obviamente, no es posible evaluar a las personas con números. Recibir un diagnóstico y un tratamiento basados únicamente en ellos no es lo más indicado, y como médico, desde luego, no lo recomiendo. Más bien lamento que se siga prescribiendo la administración de medicamentos en sobredosis, pues las considero en su mayoría peligrosas y, tras haberme quejado tantas veces, también deliberadas.

Un hombre musculoso, culturista vegano, posee sin duda un peso de bienestar ideal muy distinto al de un empleado de oficina de igual altura que quizá solo ejercita sus músculos con el cuchillo, el tenedor y el teclado. Patrik Baboumian, deportista de fuerza y psicólogo vegano, mide lo mismo que yo, 172 centímetros, pero en lugar de pesar mis 64 kilos pesa nada más y nada menos que 116 kilos. Sin embargo, es muy posible que ambos tengamos nuestro peso de bienestar ideal. En efecto, si con mi actual constitución tuviera que levantar las pesas que él levanta a diario no me sentiría bien ni capacitado para hacerlo. Y muy probablemente él tampoco se encontraría a gusto si tuviera que usar sus grandes músculos solo para un ejercicio tan mínimo como el baile del teclado en el portátil, como yo hago ahora mismo. Las personas somos muy distintas unas de otras y no se nos puede meter a todas en el mismo saco.

Y algo aún más importante para mis lectores y lectoras: dado que somos individuos tan particulares, no tiene ningún sentido que nos midamos con los demás según los números y que nos comparemos con ellos constantemente. Todo es relativo porque somos individuos, y además todo depende de nuestra percepción y de nuestra actitud. Un ejemplo muy claro: millones de mujeres creen que tienen el culo demasiado grande, a pesar de que objetivamente tal vez lo tengan más pequeño que el de Jennifer López.

La conclusión es mucho más fácil de lo que harían suponer los complicados procesos metabólicos y las fórmulas para calcular el peso. Se trata única y exclusivamente de encontrar y conservar el propio peso de bienestar. Para ello es preciso mantener la sinergia, demostrada ya varias veces, de cuerpo y espíritu, que nos permite hallar nuestro propio ritmo, la mejor calidad y la cantidad apropiada en cuanto a comida se refiere.

De todas maneras, el principio de la sombra amenaza por todas partes, y por tanto también aquí, lo cual significa que todo tiene su polo opuesto. Si resulta que alguien dice haber encontrado su peso de bienestar y este está muy por encima de su peso normal, como he oído decir a algunos norteamericanos, convendría ver qué ocurre. Podría ser que hubiera un trastorno de sensibilidad. De todos modos, nunca me he topado —ni una sola vez— con alguien que estuviera contento de verdad con sus kilos de más, y que no se sintiera mucho mejor y se alegrara enormemente al derretirse como un helado al sol.

Cuando uno se pasa a esta sinergia integral e incorpora las variantes del ayuno intermitente a su vida, no tiene que temerle al sobrepeso o al efecto rebote. Este último, que como todo también tiene su lado positivo, podría ser interesante para aquellas personas que deseen ganar peso.

BENEFICIOS PARA LA SALUD

En los últimos años han aparecido numerosos estudios que demuestran los beneficios del ayuno, cosa que me llena de satisfacción. Hace mucho tiempo que la ciencia sabe que los únicos métodos para prolongar la vida de los animales y las personas son el ayuno y una alimentación reducida, más bien escasa. El fisioterapeuta y nutricionista Leon Chaitow escribió un libro sobre ello hace unas décadas, que tuve el honor de publicar. Y fue el ya mencionado profesor vienés Johannes Huber quien probó científicamente que saltarse la cena alargaba la vida.

Cada vez más hechos rompen los esquemas
Como es habitual, el verdadero cambio de opinión respecto al ayuno no se produjo hasta que los estudios procedentes de Estados Unidos dieron un vuelco. Fue el italiano Valter Longo, profesor de geriatría en la renombrada Universidad de California en Los Ángeles, quien sacó a la luz datos revolucionarios. En primer lugar, demostró que los ratones enfermos de cáncer que pasaban hambre —no sería adecuado decir «ayunar» al tratarse de animales que no lo hacen voluntariamente— soportaban mucho mejor la quimioterapia. Sus células sanas se fortalecían gracias al ayuno. Pero lo más decisivo fue —y hasta la industria farmacéutica se involucró en ello— que las células enfermas se debilitaban y se volvían más vulnerables a la quimioterapia. Así pues, los ratones que pasaban hambre no solo sobrellevaban con menos dificultad la quimioterapia, sino que además esta resultaba mucho más efectiva, de manera que muchos sobrevivían al cáncer y recobraban la salud.

Esto no fue ninguna sorpresa para los médicos especializados en ayuno, ya que Otto Buchinger, pionero del ayuno terapéutico, ya sospechaba o sabía que el ayuno potencia nuestra parte más sana y debilita la más enferma. Y puesto que la novedad procedía de Estados Unidos, enseguida se puso en práctica con humanos y se validó su uso para la medicina. No hubo que esperar años a que la industria farmacéutica confirmara el hallazgo, como suele pasar. Los pacientes de cáncer empezaron a ayunar por todas partes. Mientras se sometían a quimioterapia, se les aconsejaba que al mismo tiempo practicaran el ayuno intermitente, es decir, que empezaran a ayunar uno, dos o tres días antes de recibir la quimioterapia y luego los dos días siguientes. Los resultados dieron la razón a los valientes, y en muchos casos desesperados, pioneros.

En realidad, el efecto observado en los ratones debería resultar todavía más claro en los humanos, puesto que estos no pasan hambre a la fuerza, sino que ayunan de manera consciente, lo cual hasta ahora ha demostrado ser todavía mejor. Incluso la medicina convencional reconoce la enorme fuerza sanadora de la consciencia, razón por la cual en sus estudios siempre recurre al método de doble ciego (para esquivar el llamado «efecto placebo»). Con él se pretende desactivar no solo el poder de autocuración del paciente, sino también el efecto placebo, de modo que pueda averiguarse qué resultado da el fármaco aislado. Pero los estudios nunca lo logran del todo, dado que el poder de la fe es tan fuerte que puede mover montañas.

Por eso el ayuno es en la actualidad motivo de estudio para la ciencia e incluso quienes hasta ahora se oponían a él han empezado a tomarlo en serio en relación con la terapia contra el cáncer. Para mí esto es casi increíble, y por ello me maravilla aún más, ya que en muchos casos he tenido que pedir discreción a mis pacientes con cáncer y así poder evitar problemas con compañeros y colegios.

A continuación, el profesor Valter Longo, la nueva estrella fugaz entre los fans científicos del ayuno, que han proliferado como hongos, demostró que incluso con períodos de ayuno relativamente breves se renueva gran parte del sistema inmunológico. Pudo constatar que primero se reducía el número de granulocitos, un tipo de glóbulos blancos, y después se recuperaban con más fuerza a través de la nueva formación de estas células. Y ello ocurrió al nivel de las células madre.

En otro estudio, los investigadores del equipo del profesor Valter Longo de la Universidad de California probaron que un ayuno muy prolongado protege al sistema inmunológico de posibles daños y contribuye a su regeneración. Llegaron a la conclusión de que el ayuno hace que las células madre pasen de un estado de «sueño» a un estado de autorrenovación. Así, el ayuno podría provocar la regeneración de órganos o tejidos basada en células madre. Por tanto, el ayuno mata las células inmunológicas viejas o dañadas y las descarta, por decirlo de algún modo. Y para compensar esta pérdida, es muy probable que el organismo utilice células madre para formar células nuevas, totalmente sanas.

En dicho estudio, con ayuno prolongado se refieren a un período de entre dos y cuatro días seguidos sin ingerir alimentos. Si el ayuno se alarga a una semana y a continuación se realiza un ayuno a intervalos, este buen estado de salud no solo se podrá conservar mejor, sino que seguirá desarrollándose hasta la siguiente semana de ayuno.

Como vemos, el ayuno nos protege de los posibles daños del sistema inmunológico, pero además favorece su regeneración, sobre todo en pacientes que tengan un sistema inmunológico debilitado. Cuando los mamíferos —entre ellos los humanos— ayunan, sus glóbulos blancos disminuyen puesto que su organismo recicla las células inmunológicas viejas y esto desencadena la producción de células inmunológicas nuevas y sanas para sustituir a las viejas... Una versión moderna del clásico sueño de la fuente de la juventud.

Con el paso del tiempo, las células inmunológicas envejecen y se desgastan, y en consecuencia ya no funcionan de manera óptima. Hasta ahora se suponía que este proceso era inevitable, y que quizá solo podía alterarse mediante costosos tratamientos con células madre. Hoy en día, las nuevas investigaciones muestran que, al parecer, ayunar periódicamente puede cambiar el destino de las células madre hematopoyéticas (o formadoras de la sangre). Estos resultados sorprendieron al mismo profesor Valter Longo, quien afirmaba: «No podíamos prever que el ayuno prolongado pudiera tener un efecto semejante en la regeneración de las células madre hematopoyéticas». Su teoría sobre este efecto fantástico es la siguiente: «Cuando se pasa hambre, el organismo intenta ahorrar energía. Y una de las cosas que ocurren como consecuencia es que una gran cantidad de células inmunológicas que no están siendo usadas se renuevan, sobre todo aquellas que están debilitadas y dañadas. En nuestros análisis observamos que disminuía el número de glóbulos blancos durante el ayuno prolongado. Cuando se vuelve a comer con normalidad, se generan nuevas células sanguíneas».

De manera que el ayuno realiza una especie de limpieza general para desechar los «trastos viejos» y sustituirlos por otros nuevos. Los investigadores dan por hecho que si se ayuna con frecuencia, el sistema inmunológico puede renovarse por completo. No existe ninguna razón por la que esta renovación solo afecte al sistema inmunológico; al contrario, todo parece indicar que sucede lo mismo con el sistema nervioso.

El proceso descrito no abarca tan solo el sistema inmunológico, sino que va mucho más allá, como también han demostrado algunos estudios. El ayuno prolongado reduce la enzima llamada proteína quinasa A (PKA), lo cual favorece la renovación de células madre y su capacidad de diferenciación, a la vez que contribuye a su longevidad. Además, tanto el ayuno prolongado como las variantes breves disminuyen la cantidad de IGF-1. Este factor de crecimiento —al contrario de la tan deseada HGH, la hormona del crecimiento que hemos mencionado numerosas veces— promueve los procesos de envejecimiento y el desarrollo de tumores, y por tanto eleva el riesgo de padecer cáncer. A este respecto, el profesor Valter Longo afirma que «la PKA es el gen clave que debe desactivarse para que las células madre inicien un proceso regenerativo». Y: «La PKA se encarga de dar la señal a las células madre de avanzar, crecer y reconstruir todo el sistema de nuevo». Esta novedad científica abre posibilidades insospechadas. El profesor Valter Longo me aseguró durante una larga charla que en sus investigaciones daba por sentado que, en diez años, el ayuno sería el primer tratamiento que se propondría como terapia para la mayoría de las enfermedades. ¡Que Dios le oiga!

En cualquier caso, esto pone de manifiesto una explicación científica de por qué el ayuno prolonga la vida, pues al parecer el envejecimiento está muy relacionado con un retroceso del sistema inmunológico. Es posible que el ayuno pueda regenerar y prolongar las «capas protectoras» al final cromosomas, los llamados telómeros, que determinan la esperanza de vida de las células del cuerpo, como se ha descrito al hablar de la alimentación vegetariana e integral de la Peace Food.

A raíz del documental francés *Fasten und Heilen* («Ayunar y sanar») de la cadena Arte, que habla sobre los descubrimientos del profesor Valter Longo, muchos médicos alemanes empezaron a tomarlos en serio por primera vez. El profesor Andreas Michalsen, del Hospital Immanuel de la Charité de Berlín, también presenta sus investigaciones en el documental, donde demuestra con detalle que el ayuno disminuye el valor de la PCR, es decir, el marcador de inflamación más importante, un efecto que, por cierto, se ha observado asimismo con la alimentación vegetariana e integral. Esto convierte al ayuno —también desde un punto de vista científico— en una terapia que conviene tener muy en cuenta para tratar enfermedades infecciosas y autoinmunes, vasculopatías, infartos e incluso cáncer, ya que en la actualidad es científicamente indiscutible que en estas enfermedades intervienen procesos inflamatorios, como sin duda ocurre en el cáncer de útero causado por el virus del papiloma humano.

Sin embargo, el ayuno no solo reduce las inflamaciones en el cuerpo y renueva el sistema inmune, como han demostrado los profesores Andreas Michalsen y Valter Longo. Mark Mattson, uno de los neurocientíficos más prestigiosos de Estados Unidos, también conocido por su oposición a las grandes farmacéuticas, fue más lejos en sus críticas relacionadas con la alimentación.

Como director del laboratorio de neurociencias del Instituto Nacional del Envejecimiento de Estados Unidos y como profesor de neurociencia en la prestigiosa Universidad John Hopkins, es uno de los investigadores más relevantes en el campo de los mecanismos celulares y moleculares que hay detrás de trastornos degenerativos como el Parkinson y el alzhéimer. En una charla para TEDx Talks y en un conocido vídeo, Mattson pregunta, provocativo: «¿Por qué lo normal es comer tres veces al día más picotear entre horas? Ese no es el modelo de alimentación más saludable. Hay mucha presión para mantener este modelo de alimentación porque también hay mucho dinero en juego. ¿Acaso la industria alimentaria gana dinero si nos saltamos el desayuno, como he hecho yo hoy? No, está perdiendo dinero. Del mismo modo, si la gente ayuna, la industria alimentaria pierde dinero. ¿Y qué pasa con la industria farmacéutica? ¿Qué pasa si la gente empieza a ayunar de modo intermitente, a hacer ejercicio regular y a recobrar la salud? ¿Acaso la industria farmacéutica va a ganar dinero con personas sanas?».

El profesor Mark Mattson y su equipo publicaron distintos artículos donde argumentan las posibilidades de que ayunar dos días por semana reduzca significativamente el riesgo de contraer tanto Parkinson como alzhéimer. El ayuno también puede mitigar la epilepsia, como explica Mattson: «Hace tiempo que conocemos el efecto que un cambio de dieta tiene en el cerebro. Los niños con epilepsia sufren menos ataques cuando se limita su ingesta calórica o cuando ayunan. Creemos que el ayuno ayuda a nuestro cerebro a tomar medidas de protección para contrarrestar los estímulos excesivos propios de la epilepsia. Algunos niños con epilepsia se han beneficiado de una alimentación rica en grasas y pobre en carbohidratos (dieta cetogénica). Los cerebros sanos también pueden experimentar otra especie de hiperexcitabilidad descontrolada si se alimentan en exceso, lo cual perjudica la función cerebral. Básicamente, en los estudios sobre restricción calórica hallamos que esta a menudo favorece una mayor duración de la vida y una mejor reacción a las enfermedades crónicas».

Mattson continúa: «El ayuno beneficia al cerebro, esto es evidente en todos los cambios neuroquímicos positivos que tienen lugar en el cerebro cuando ayunamos. Además mejora la función cognitiva, favorece el crecimiento de los nervios, aumenta la capacidad de lidiar con el estrés y reduce la predisposición a sufrir procesos inflamatorios».

Para terminar, Mark Mattson añade algo comparable a los grandes descubrimientos de Valter Longo en relación con el sistema inmunológico: «El ayuno intermitente aumenta la capacidad de las células nerviosas para reparar su material genético, esto es, su ADN». Este es otro de los factores que permiten acceder a la fuente de la juventud, que ahora, siglos después de su momento de más popularidad, durante la Edad Media, y con bastante retraso, se hace realidad gracias al ayuno.

ESPECIAL: NOTICIAS DEL REINO DE LOS RATONES

Como enemigo declarado de las pruebas en animales desde hace años, debo reconocer que los estudios que cito aquí no han perjudicado a los animales «ayunadores» en absoluto, sino que en algunas ocasiones han sacado provecho de ellos. Y en caso de haberles perjudicado, las pruebas han proporcionado descubrimientos fundamentales sobre el ayuno. Si gracias a ellos en el futuro mucha más gente se decide a ayunar y a cambiar su alimentación y adoptar el citado modelo de la Peace Food, los animales habrán servido a una buena causa durante mucho tiempo. En cualquier caso, estos animales merecen nuestro más profundo respeto y agradecimiento.

Como médico unido tanto a las personas como a los animales, me parecería poco razonable que no se aprovecharan estos estudios a pesar de su existencia. Por otro lado, sigo manteniendo una actitud crítica

---

respecto a las pruebas en animales y estoy a favor de que se reduzcan al mínimo. Estoy seguro de que podríamos ahorrarnos más del 95 % de ellas sin tener que renunciar a conocimientos fundamentales.

Los estudios médicos con ratones de laboratorio —como los de los ejemplos siguientes— podrían dar esperanzas también a los humanos:

* Ya en los años ochenta y noventa los estudios en roedores mostraron que la restricción calórica, siempre y cuando se adecúe al peso corporal, no reduce la tasa de metabolismo (Masoro *et al.*, 1982; McCarter *et al.*, 1985; Masoro, 1993). Sobre todo impide la disminución del metabolismo oxidativo en los músculos asociada a la edad (Hepple *et al.*, 2005; Baker *et al.*, 2006). Otros estudios más recientes demuestran que el ayuno no reduce la síntesis de ATP (trifosfato de adenosina), el portador de energía a las células, en células intactas, es decir, que durante el ayuno se sigue produciendo la misma energía (López-Lluch *et al.*, 2006; Zangarelli *et al.*, 2006).

* La restricción calórica y el ayuno intermitente previenen los niveles altos de azúcar en la sangre (hiperglucemia) y aumentan la flexibilidad del metabolismo. La oxidación de los ácidos grasos en los músculos, o sea, el metabolismo lipídico, aumenta en los ratones sometidos a un ayuno intermitente (Baumeier *et al.*, 2015).

* El ayuno a intervalos en días alternos reduce el riesgo de contraer enfermedades cardiovasculares en ratones estresados, según descubrieron los científicos Ruiqian Wan, Simonetta Camandola y Mark Mattson. Los animales que solo recibían comida cada dos días

tenían una presión arterial y una frecuencia cardíaca mucho más bajas cuando dejaban de ser sometidos a estrés. Los roedores sometidos a ayuno a intervalos mostraban un metabolismo glucídico mejorado, así como valores más bajos de azúcar e insulina, que también se mantenían en situaciones de estrés. Asimismo, presentaban unas enérgicas reacciones neuroendocrinas al estrés por parte del hipotálamo y de la epífisis.

- Otro estudio probó que el ayuno a intervalos prevenía el desarrollo de cáncer de hígado en ratones (Rocha *et al.*, 2002).

- También llegan algunas novedades de Alemania: «En un estudio con ratones pudimos constatar que el ayuno a intervalos previene la diabetes en los roedores», según informa Annette Schürmann, científica del Instituto Alemán de Investigación Alimentaria (Deutsches Institut für Ernährungsforschung, Dife), en Potsdam-Rehbrücke. Schürmann espera que estos resultados sean transferibles a los humanos, ya que ratones y humanos tienen una genética y unos metabolismos de grasa y azúcar muy similares.

Aunque el profesor Andreas Michalsen, por un lado, recomienda ser extremadamente prudentes a la hora de hacer pronósticos relacionados con el cáncer, por el otro afirma: «Pero los datos son tan claros e inequívocos, desde la levadura hasta los simios, pasando por la mosca común y el ratón, que existe una probabilidad muy alta de que el ayuno tenga efectos muy positivos también en los humanos».

Cada vez existen más indicios de que estos resultados pueden aplicarse a los humanos, ya que hay una creciente cantidad de estudios aislados con humanos que confirman

En una conferencia en vídeo, Mark Mattson explica asimismo el aspecto evolutivo del ayuno desde un punto de vista científico, en concreto, que nuestros antepasados debían adaptarse a las condiciones de necesidad y que se desarrollaron para poder sobrevivir a largos y frecuentes períodos sin alimento.

En otro momento del vídeo, Mark Mattson habla a título personal: «Yo ayuno desde hace años, por eso es algo que me resulta muy fácil». Y continúa: «En mi opinión, la manera que uno tiene de pensar en su alimentación es uno de los aspectos más importantes para mantener una buena salud, si no el más importante de todos».

A propósito, por nuestras conversaciones personales también sé que Valter Longo practica el ayuno a largo plazo. Esto me parece un factor decisivo. Podría aparecer una nueva generación de investigadores que se aplicasen los resultados concretos de sus estudios a sí mismos y se preocupasen más del paciente que de la industria farmacéutica.

Una prueba indirecta de otro beneficio del ayuno para nuestra salud procede de la relativamente nueva investigación del microbioma. Con el término «microbioma» se entiende el conjunto de todas las bacterias que habitan en nuestro intestino, lo que antes se conocía como «flora intestinal». Durante mucho tiempo, la medicina convencional se ha limitado a tratar los microbios con antibióticos, y ahora por fin se ha descubierto su posible utilidad. Al parecer, podemos modificar nuestro estado de ánimo a través de la flora intestinal. Para ello desempeña un papel muy importante el llamado «cerebro intestinal», una densa red de células nerviosas que atraviesa toda la pared intestinal y, a través del nervio vago, se halla en contacto directo con el cerebro. Cada vez más estudios constatan esta intensa relación entre el nervio vago y el cerebro.

Si tenemos en cuenta el gran efecto que el ayuno intermitente tiene en la salud intestinal y muy probablemente en la enorme cantidad de las bacterias asociadas al intestino, podremos imaginar los beneficios que aportará también al cerebro.

Llama la atención que, además, existe cierta similitud entre las asas intestinales y los pliegues del cerebro. Los órganos encargados de procesar el contenido físico y mental respectivamente no solamente trabajan de modo similar según el lema: «Conservar lo bueno, deshacerse de lo malo», sino que además tienen una apariencia similar y están conectados entre sí.

Ayunar es bueno para el cerebro

Gran parte de lo que conocemos sobre este tema se lo debemos al neurocientífico estadounidense Mark Mattson, pionero en el estudio de los beneficios del ayuno para el sistema nervioso. Según sus investigaciones, con cada ayuno se libera una cantidad creciente de ácidos grasos y cetonas en la sangre, cosa que estimula las capacidades de memoria y aprendizaje a la vez que ralentiza los procesos degenerativos del cerebro.

La capacidad regeneradora del cerebro

El ayuno a intervalos incentiva, como prueban los estudios de Mattson, la producción de tejidos llamados «neurotróficos», que favorecen las funciones nerviosas —sobre todo de las proteínas— que liberan células nerviosas del sistema nervioso central. Las sustancias neurotróficas se ocupan de vigilar la salud de las células nerviosas recién creadas, las nuevas generaciones, por decirlo así. Además, estimulan y controlan su crecimiento y diferenciación. Estas proteínas desechan las células nerviosas viejas y enfermas que ya no están desempeñando ninguna función necesaria. De modo que actúan en dos direcciones: por un lado, estimulan el crecimiento de nuevas células nerviosas, y por otro, sacan las ya gastadas de la circulación. En resumidas cuentas, estas sustancias neurotróficas son responsables de la salud y la calidad de nuestras células nerviosas, así como de todos los procesos de reparación del sistema nervioso.

Mattson explica así la formación de sustancias neurotróficas mediante el ayuno: «El ayuno es un desafío para el cerebro, y este reacciona poniendo en marcha las respuestas al estrés que ayudan al cerebro a lidiar con el estrés y el riesgo de enfermedad. Los cambios que ocurren en el cerebro durante el ayuno son similares a los que ocurren cuando se practica ejercicio físico regular. En ambos casos se incrementa la producción de factores neurotróficos en el cerebro que se ocupan de que crezcan las neuronas y refuerzan las conexiones entre ellas, así como las sinapsis». Y continúa: «Los desafíos que afronta nuestro cerebro —ya sea por ayuno intermitente o por ejercicio físico intenso— son desafíos cognitivos. Cuando estos se plantean, se activan los circuitos neuronales y aumenta el nivel de factores neurotróficos, lo que a su vez estimula el crecimiento de las neuronas y la formación y el fortalecimiento de las sinapsis».

En cuanto a la neuroplasticidad, la capacidad ilimitada de regeneración de gran parte del cerebro, y sobre todo del hipocampo, que es capaz de formar nuevas células nerviosas a partir de células madre indiferenciadas, Mattson indica: «Ayunar también estimula la producción de nuevas células nerviosas a partir de células madre del hipocampo. Además impulsa la formación de cetonas y aumenta el número de mitocondrias, las centrales energéticas de las células, en las neuronas. Probablemente, esto sucede porque las neuronas se adaptan al estrés del ayuno y producen más mitocondrias. Esto aumenta la capacidad de las neuronas para establecer conexiones entre sí y mantenerlas. En consecuencia, mejora nuestra capacidad de aprendizaje y nuestra memoria».

En este sentido, el ayuno intermitente puede ralentizar los procesos de envejecimiento del cerebro, reducir el riesgo de padecer enfermedades neurodegenerativas y evitar enfermedades graves como el alzhéimer o el Parkinson desde fases tempranas.

Demencia, epilepsia y apoplejía

Las propiedades terapéuticas de la restricción calórica y la alimentación cetogénica, es decir, pobre en carbohidratos y rica en grasas, se han demostrado —según Mark Mattson— en numerosos estudios clínicos que investigaban enfermedades neurológicas en humanos y distintos animales. Los mecanismos en que se basan estos resultados son —como ya se ha descrito— una mejora de la función de las mitocondrias y por tanto una mayor disponibilidad de la energía, una disminución de la muerte celular natural programada de las células nerviosas (apoptosis) y un aumento de la actividad neurotrófica. Dicho de otro modo, las centrales energéticas de las células rinden más, los «suicidios» de células disminuyen y se favorece el crecimiento celular.

Actualmente existen estudios realizados con humanos que, pese a reconocer los efectos perjudiciales, por ejemplo para el metabolismo, de las antiguas dietas cetogénicas, con un exceso de proteína animal, en cambio resultan esperanzadores en lo tocante al sistema nervioso. Los inconvenientes de las antiguas dietas cetogénicas desaparecen si adoptamos una dieta cetogénica basada en el modelo de la Peace Food (véanse las publicaciones en p. 223), y en este sentido se abren infinitas posibilidades que los estudios mencionados aun no han podido consider.

Como muestran los resultados, el sobrepeso aumenta claramente el riesgo de demencia (Kivipelto et al., 2005). La disminución del volumen del hipocampo y el aumento de la hiperactividad (hiperintensidad) de la llamada sustancia blanca del cerebro, que está formada principalmente por fibras nerviosas, son dos indicios radiológicos del envejecimiento patológico del cerebro y suelen presentarse en pacientes con sobrepeso (Jagust et al., 2005). El estudio de cohortes publicado en The New Yorker pone de manifiesto que la reducción calórica reduce la frecuencia de alzhéimer y Parkinson. La restricción calórica durante seis meses mejoró los marcadores biológicos asociados a la longevidad, además de mantener un nivel de insulina bajo o reducir los daños en el ADN (Luchsinger et al., 2002; Heilbronn et al., 2006). En 2006, Johnson y colaboradores descubrieron que la restricción calórica también reducía el riesgo de contraer enfermedades y prolongaba el tiempo de vida en pacientes con peso normal. En 1991, Wing y su equipo ya hallaron que la restricción calórica tenía efectos beneficiosos para la salud mental y mejoraba el estado de ánimo en pacientes de diabetes con sobrepeso.

Los estudios sobre los beneficios de la restricción calórica y el ayuno realizados con distintas clases de animales son mucho más abundantes.

Dichos beneficios se han demostrado con certeza en gusanos, roedores, simios e incluso levaduras, aunque se iniciasen en mitad de la vida. Estos hallazgos se realizaron hace tiempo (Means et al., 1993) y se confirmaron más adelante (Mattson, 2003; Bordone y Guarente, 2005; Guarente y Picard, 2005). Más allá de esto, se ha demostrado la mejora de los déficits relacionados con la edad en cuanto a aprendizaje y coordinación motora en roedores (Mattson et al., 2003, 2006). El ayuno intermitente evitó los déficits de aprendizaje en ratas a las que se había suministrado veneno (Bruce-Keller et al., 1999) y mejoró su función mental debido a la reducción de la muerte celular en el hipocampo. Las ratas que cuando tenían tres semanas empezaron a alimentarse con una dieta pobre en calorías, cuando tenían dos años experimentaron beneficios significativos comparados con el estado de otras de la misma edad alimentadas de forma normal, según los hallazgos de Pitsikas y sus colaboradores en 1990. La alimentación baja en calorías tuvo efectos similares en ratones de mediana y avanzada edad, que mostraron un rendimiento mejor en las pruebas de aprendizaje, como probaron Ingram y sus colaboradores en 1987. Means y su equipo ratificaron este resultado en 1993, y Hashimoto y Watanabe, en 2005. La restricción calórica también evitó déficits en el hipocampo asociados a la edad en ejercicios de memoria, como han confirmado numerosos estudios científicos (Hori et al., 1992; Eckles-Smith et al., 2000; Okada et al., 2003).

Asimismo, se ha comprobado varias veces que la reducción de calorías eleva el umbral convulsivo en pacientes con epilepsia, y por tanto ayuda en su tratamiento, como revela la abundante literatura sobre el tema (Greene *et al.*, 2001; Mantis *et al.*, 2004; Eagles *et al.*, 2003; Bough *et al.*, 2003).

En los modelos animales usados para los estudios sobre el Parkinson, la restricción calórica mejoró la función motora y favoreció la supervivencia de células nerviosas de la sustancia negra, que es la región cerebral más afectada por el Parkinson en los ratones. Esto ocurrió también con simios, que fueron expuestos a sustancias neurotóxicas (Duan y Mattson, 1999; Maswood *et al.*, 2004). Este efecto protector de las células nerviosas se observó también en el cuerpo estriado, un núcleo importante de la comunicación cerebral, de unos ratones intoxicados con veneno para ocasionar defectos motores e histológicos similares a los provocados por la corea de Sydenham o la enfermedad de Huntingon (Bruce-Keller *et al.*, 1999). En simios y ratones transgénicos, la restricción calórica redujo tanto el alzhéimer como los depósitos de amiloide en el cerebro que los médicos alopáticos consideran causantes del alzhéimer (Patel *et al.*, 2004; Wang *et al.*, 2004; Qin *et al.*, 2006a y b), y además mejoraron las deficiencias mentales causadas por el alzhéimer en los ratones modelo (Halagappa *et al.* 2007).

Las proteínas chaperonas son proteínas especiales, presentes en todas las células, que se encargan de ayudar al correcto plegamiento de otras proteínas y de las cadenas polipeptídicas que las forman y evitar que se transformen en sustancias tóxicas (Hartl y Hayer-Hartl, 2002; Young *et al.*, 2004). El plegamiento incorrecto de largas cadenas de proteínas que da lugar a la formación de estructuras insolubles origina diversas enfermedades neurodegenerativas como el alzhéimer, el Parkinson o la enfermedad de Huntingon (Agorogiannis *et al.*, 2004; Chaudhuri y Paul, 2006). La restricción calórica eleva el nivel de proteínas chaperonas en el cerebro y en otros tejidos como el corazón, el hígado, el intestino y los músculos esqueléticos, así como en los macrófagos, células importantes del sistema inmunitario (Aly *et al.*, 1994; Heydari *et al.*, 1995; Ehrenfried *et al.*, 1996; Moore *et al.*, 1998; Guo *et al.*, 2000; Frier y Locke, 2005; Selsby *et al.*, 2005; Sharma y Kaur, 2005).

En simulaciones de apoplejía realizadas en ratas, se halló que la alimentación baja en calorías disminuía la pérdida de neuronas en el neocórtex de la corteza cerebral, en el hipocampo y en el cuerpo estriado (Marie *et al.*, 1990). De modo similar, el ayuno intermitente (en días alternos) redujo la magnitud de los infartos y mejoró la función motora en la simulación de apoplejías (Yu y Mattson, 1999). Sin embargo, el profesor Mark Mattson refiere la existencia de estudios que no constataron estas mejoras y que en algunos casos ofrecían resultados contradictorios.

El metabolismo y sus efectos en el cerebro

Basándose en un resumen de unos 336 estudios, Marwan Maalouf, Jong Rho y Mark Mattson demuestran las propiedades protectoras de los nervios que tienen la restricción calórica, la dieta cetogénica, es decir, pobre en carbohidratos y rica en grasas, y finalmente los cuerpos cetónicos mismos (Maalouf, Rho y Mattson, 2009).

Durante las fases de baja disponibilidad de glucosa —por ejemplo, durante el ayuno o una dieta cetogénica— la energía proviene de la transformación de las grasas en cuerpos cetónicos, sobre todo en ácido betahidroxibutírico, en ácido acetoacético y, en menor cantidad, en acetona (Laffel, 1999). Nuestro hígado es el principal centro de síntesis de cetonas, aunque los astrocitos, células cerebrales especiales en forma de estrella, también pueden sintetizarlas (Guzmán y Blázquez, 2004).

Tras un día de ayuno o de dieta cetogénica, las cetonas alcanzan concentraciones cuantificables en la sangre y algo inferiores en el cerebro (Haymond *et al.*, 1982; Lamers *et al.*, 1995; Seymour *et al.*, 1999; Thavendiranathan *et al.*, 2000). Las cetonas pueden superar la barrera hematoencefálica con determinadas moléculas transportadoras (Nehlig, 2004; Morris, 2005). Además, tanto el ayuno como la dieta cetogénica parecen elevar la permeabilidad de la barrera hematoencefálica para las cetonas. La dieta cetogénica, por su parte, aumenta el crecimiento de las células gliales en el hipocampo, que, entre otras funciones, actúan de sostén de las células nerviosas y se ocupan de su aislamiento eléctrico (Silva *et al.*, 2005).

Las propiedades antiespasmódicas del ayuno se conocen desde tiempos antiguos. Todo parece indicar que el ayuno, y la restricción calórica en general, constituye el primer tratamiento realmente efectivo de la epilepsia. Es de suponer que resulta decisiva la eliminación del gluten durante el ayuno, que asimismo ha resultado útil para tratar muchas enfermedades neurodegenerativas. Algunas investigaciones recientes hacen suponer que los beneficios de la restricción calórica —diaria, en días alternos o intermitente— no se limitan a la epilepsia, sino que también recaen en la protección de las células nerviosas en general y podrían servir como terapia para muchas enfermedades neurológicas.

Algunos estudios (Mattson *et al.*, 2003; Mattson, 2005) hechos con animales demuestran que —en comparación con la restricción calórica diaria— el ayuno a intervalos hace que el aumento de cetonas sea mucho más notable, lo cual indica que el ayuno a intervalos es más eficaz que el ayuno diario en relación con el efecto protector de las células nerviosas.

Otras investigaciones (Greene *et al.*, 2003; Kossoff, 2004; Gasior *et al.*, 2006) hallaron que la dieta cetogénica tiene unas propiedades neuroprotectoras similares a las del ayuno, y que los mecanismos de base son parecidos. Se puede decir lo mismo incluso de las dietas cetogénicas antiguas, que contenían mucha proteína animal. La versión moderna vegetariana e integral —que hemos descrito en el destacado «Dieta cetogénica vegana»— aporta resultados mucho mejores. Mis experiencias personales lo confirman. En concreto, la alimentación vegana elimina los efectos negativos de las dietas cetogénicas con un exceso de proteína animal, por ejemplo, el aumento de la grasa en la sangre y la formación de cálculos renales, como han documentado Kwiterovich y sus colaboradores (2003), Kang y su equipo (2004) y Hartman y Vining (2007).

Por otro lado, hay estudios (Nordli *et al.*, 2001; Pulsifer *et al.*, 2001) que probaron que los efectos antiepilépticos de la vieja dieta cetogénica estaban relacionados con una serie de mejoras en el rendimiento mental.

Sin embargo, los beneficios de la dieta cetogénica, como ya hemos señalado, no se limitan a sus propiedades antiepilépticas. En un estudio realizado con un pequeño grupo de pacientes con Parkinson, a quienes se suministró esta dieta durante un mes, se consiguió reducir en un 43 % las medidas obtenidas en la Unified Parkinson's Disease Rating Scale, una escala que mide los daños causados por la enfermedad (Vanitallie *et al.*, 2005). Aunque el estudio carecía de un grupo de control y no investigó la influencia de la pérdida de peso natural simultánea, pone de manifiesto que la dieta cetogénica resulta beneficiosa también para los pacientes de edad avanzada con enfermedades neurodegenerativas. Las observaciones epidemiológicas recogidas en el llamado estudio de Róterdam, realizado con adultos mayores, coinciden con estos resultados. El consumo elevado de ácidos grasos insaturados redujo el riesgo de sufrir Parkinson (De Lau *et al.*, 2005). De modo similar, la dieta cetogénica con ácidos grasos de cadena media, como los que contiene el aceite de coco, mejoró la función mental en los pacientes con alzhéimer (Reger *et al.*, 2004). La magnitud de estas mejoras está correlacionada con el aumento del ácido betahidroxibutírico en la sangre, lo cual permite que las cetonas protejan a las células nerviosas por sí mismas. También existen estudios que demuestran los efectos positivos de la dieta cetogénica en niños autistas (Evangeliou *et al.*, 2003).

Además, la dieta cetogénica puede reducir la inflamación en casos de traumatismos craneoencefálicos, así como la tensión nerviosa tras una bajada de azúcar causada por la insulina (Prins *et al.*, 2005; Yamada *et al.*, 2005).

En un estudio realizado con ratones sobre la esclerosis lateral amiotrófica (ELA), una enfermedad neurodegenerativa del sistema nervioso central, y que entre otras cosas provoca una reducción de la musculatura esquelética, la dieta cetogénica logró frenar sustancialmente el avance de la enfermedad (Zhao *et al.*, 2006).

La dieta cetogénica se ha relacionado con una mejoría de la situación antioxidativa en diversos estudios. Por un lado, las mitocondrias de los animales que habían recibido una alimentación cetogénica producían menos radicales libres (Sullivan *et al.*, 2004b), y por el otro, la dieta cetogénica intensificaba la actividad de la glutatión peroxidasa en el hipocampo, la región del cerebro donde se inicia el alzhéimer (Ziegler *et al.*, 2003). Esta enzima desempeña un papel importante en la defensa celular frente al estrés oxidativo.

Asimismo, la dieta cetogénica estimula la producción de mitocondrias y eleva la concentración de ATP (trifosfato de adenosina) en el cerebro y con ello, la eficacia del metabolismo (De Vivo *et al.*, 1978; Bough *et al.*, 2006). Esta dieta, además, incrementa los genes que se encargan de la producción de enzimas importantes para metabolizar energía (Noh *et al.* 2005a; Bough *et al.*, 2006). La conexión de estos mecanismos revela —como con la restricción calórica— que las mitocondrias constituyen un objetivo importante de la dieta cetogénica.

A los efectos antioxidantes y metabólicos de esta dieta debe sumarse una disminución de la tendencia a la muerte celular o apoptosis (Noh *et al.*, 2003, 2005a y b).

En paralelo a estas propiedades protectoras de los nervios, la dieta cetogénica parece limitar los daños cerebrales mediante la sobreestimulación nerviosa.

No obstante, este efecto podría originar cáncer, ya que al parecer las cetonas disminuyen la tasa de muerte celular, como ocurre con el IGF-1, el factor de crecimiento cancerígeno presente en la leche de vaca. A pesar de ello, muchos estudios recientes demuestran lo contrario, es decir, que la restricción calórica y el ayuno, así como la dieta cetogénica, ayudan en el tratamiento contra el cáncer (véanse las páginas 122 y siguientes).

En resumen, debemos tener en cuenta que tanto el ayuno como la dieta cetogénica conllevan un aprovechamiento de los recursos propios, sobre todo de la grasa corporal, y en consecuencia los efectos positivos que se ha demostrado que tiene la dieta cetogénica los llevan aparejados también todas las formas de ayuno.

Tras mis cuatro décadas de experiencia como médico especializado en ayuno, para mí todo parece indicar que el ayuno es no solo una fuente de juventud para el sistema inmunitario, el sistema nervioso y el metabolismo, como ha quedado demostrado ya en varias ocasiones, sino también para el resto de los órganos y tejidos. En el caso del hígado y sus células, estoy absolutamente convencido de que es así. En este sentido, el ayuno prácticamente hace realidad el sueño ancestral que tenían curanderos, médicos y, en definitiva, todo ser humano: la panacea, el remedio mágico que lo cura todo.

Mente clara y equilibrada

Muchos de los que ayunan conocen bien estas propiedades del ayuno, que actualmente se han demostrado científicamente. Ningún otro remedio nos ayuda a alcanzar el equilibrio con tanta rapidez como el ayuno, aunque supuestamente esa es la misión de todos los medicamentos clásicos. Como su nombre indica, los *medi*camentos —como toda *medi*cina al principio— están destinados a recuperar el «medio», nuestro centro o equilibrio, del mismo modo que la *medi*tación. En latín los medicamentos se llaman *re-medium*, es decir, 'volver al medio'. El ayuno puede ayudarnos a centrarnos y recuperar nuestro «medio» —y curarlo— sin grandes esfuerzos. Cuando reposamos en el medio nos sentimos equilibrados y a veces también sanos como una manzana.

Algunos estudios científicos prueban que el ayuno intermitente mejora nuestro sistema nervioso «estresado» y sobrecargado. Los niveles reducidos de azúcar en la sangre y, en consecuencia, la menor segregación de insulina que se dan durante los períodos de ayuno favorecen la producción de proteínas protectoras y antioxidantes del cuerpo, que capturan los llamados radicales libres, dañinos para las células, y con ello nos permiten gestionar mejor, e incluso eliminar, el estrés oxidativo presente en todo el cuerpo, provocado, por ejemplo, por el estrés psicológico o por factores externos como las sustancias contaminantes y la radiación ultravioleta.

La claridad mental que surge con el ayuno podría tener una de sus raíces en el hecho de eliminar la ingesta de gluten. He tardado décadas en descubrir el misterio del elemento clave para la claridad mental. Desde el principio —y esto significa desde hace casi cincuenta años— quedé fascinado por los efectos que el ayuno tenía en mi mente. No solo ganaba en claridad, sino también en concentración y nivel de abstracción, podía meditar con más calma y estaba de mejor humor. Este fue el motivo por el cual —como por arte de magia— empecé a pasar los inviernos en Asia para meditar y escribir. La magia halló su explicación en la bioquímica cuando me di cuenta de que en Asia, de manera automática, me alimentaba de verdura, fruta y arroz, y por tanto sin gluten, mientras que el resto del tiempo en lugar de arroz solía comer cereales con gluten, por ejemplo pan integral. Desde que dejé de tomar gluten me siento mucho mejor también aquí, en nuestros hogares amantes del pan.

Así pues, ayunar supone adoptar automáticamente una dieta cetogénica sin gluten, pues vivimos de «conservas», es decir, principalmente de nuestras propias reservas de grasa. Al parecer, estas reservas de grasa le sientan tan bien a nuestro cerebro como el aceite de coco, el cual —saturado igual que nuestra grasa corporal— constituye un alimento estupendo para nuestras células grises y de paso previene el alzhéimer. El ayuno a largo y corto plazo hace que nos alimentemos casi en exclusiva de nuestra propia grasa.

INFO: AYUNO Y MEDITACIÓN

Yo llegué al ayuno a través de la meditación, y en efecto, el ayuno puede profundizar la meditación en gran medida y permitir que experimentemos una paz más profunda. En este sentido, el ayuno es una manera fantástica de iniciarse en la meditación. Por su parte, la meditación puede intensificar la experiencia del ayuno.

Agilidad mental hasta la vejez

Como acabo de mencionar, mi primer contacto con el ayuno tuvo que ver con la claridad mental que me proporcionaba. Seguramente sea por este efecto intenso y a menudo emocionante del ayuno que todas las grandes religiones y tradiciones lo tenían en alta estima y lo practicaban como ejercicio espiritual. Resulta curioso que la ciencia, que debería ir regida por la claridad mental, no lo haya descubierto hasta ahora, bastante tarde si lo comparamos con las tradiciones. Pero mejor tarde que nunca.

El ayuno resulta esencial, combinado con un cambio de alimentación y estilo de vida, para prevenir el alzhéimer y la demencia senil y, en definitiva, para conservar las facultades mentales intactas hasta una edad avanzada. Sin duda, la neuroplasticidad del cerebro, es decir, su increíble capacidad de regeneración, que en partes determinantes no va ligada a la edad, también desempeña un papel importante.

Cuando se presentan enfermedades neurodegenerativas es también muy importante y útil que el ayuno sirva además como una introducción ideal a una nueva alimentación más sana para prevenir y tratar el alzhéimer, esto es, la alimentación vegetariana e integral con tendencia cetogénica. Como prevención y terapia para el alzhéimer, la alimentación debería ser, además, sin gluten y sin azúcar, y tendría que conllevar un «cambio de aceite», es decir, sustituir las grasas animales por grasas vegetales.

A propósito, los beneficios del ayuno para conservar el cerebro en buen estado los prueban los verdaderos papas del ayuno, que merecen este título más que yo, aunque algunos periodistas me lo hayan asignado a pesar de tener solo sesenta y seis años. Otto Buchinger llegó a los ochenta y nueve años, una edad muy avanzada para su época, y Hellmut Lützner ha cumplido más de noventa; el doctor Becker todavía impartía cursos de ayuno a los noventa y tres años. Estos son algunos ejemplos de que los profesores de ayuno que ayunan logran mantener su cerebro creativo e inspirado hasta la vejez.

Como demostró el profesor Andreas Michalsen al observar la disminución de los valores de la PCR, el ayuno reduce el riesgo de infección, y este efecto protector de las células nerviosas beneficia al cerebro. Los científicos creyeron durante mucho tiempo haber ganado la batalla a las enfermedades infecciosas con los antibióticos. Actualmente, y cada vez más, debe reconocerse que este método se ha vuelto en nuestra contra, por un lado, por el uso de sobretratamientos y el desarrollo del hospitalismo, y por otro, por las nuevas combinaciones genéticas de gérmenes que se originan con la cría intensiva e industrializada de animales, a los cuales se les suministra antibióticos de manera constante. Nos hallamos en la época postantibióticos, con todos los riesgos que estos han provocado: solo en Alemania, por ejemplo, mueren veinte mil personas al año por neumonía a causa de gérmenes resistentes a los antibióticos.

ESPECIAL: LOS FACTORES DE CRECIMIENTO

El factor de crecimiento IGF-1, presente en grandes cantidades en la leche de vaca, mientras que en la leche humana es inapreciable, se ha considerado cancerígeno para los adultos, y, según indican muchos estudios, activa el crecimiento nervioso. Sobre todo, favorece una rápida división celular y evita la apoptosis, la muerte celular. Lo que para un ternero en fase de crecimiento resulta ideal, para los humanos adultos puede convertirse en un factor cancerígeno. Una división celular rápida y la falta de eliminación de las células enfermas y viejas puede promover la aparición de cáncer en individuos de edad avanzada.

Como suele decirse, todo a su debido tiempo. Lo que es bueno e importante para un ternero puede resultar dañino incluso para una vaca adulta, pues se cree que el IGF-1 favorece el crecimiento también en ellas. Una vez se termina el crecimiento infantil y juvenil y se cierran los cartílagos de crecimiento, el estímulo del crecimiento generado por el IGF-1 parece provocar la aparición de un cáncer. Es por ello por lo que, como médico, debo advertir del riesgo de este factor de crecimiento y desaconsejo que los adultos consuman productos infantiles como leche o derivados lácteos.

A este respecto, me sorprende que durante el ayuno disminuya el nivel de IGF-1, tanto en animales como en humanos, y que al bloquear este factor de crecimiento aumente la esperanza de vida, según hallaron varios estudios científicos (Smith *et al.*, 1995; Rincón *et al.*, 2005; Rasmussen *et al.* 2006).

Al contrario de lo que ocurre con el IGF-1, la restricción calórica aumenta el nivel y la expresión de distintos factores de crecimiento que estimulan los nervios, como el factor neurotrófico derivado del cerebro (FNDC), la neurotrofina-3 (NT-3) y el factor neurotrófico derivado de la glía (FNDG), con especial intensidad en el hipocampo, pero también en los ganglios basales (Lee *et al.*, 2000 y 2002b; Duan *et al.*, 2003, Maswood *et al.* 2004). Por el contrario, una alimentación rica en carbohidratos refinados y grasas animales saturadas reduce el nivel del FNDC en el hipocampo y daña la memoria (Molteni *et al.*, 2002). Además, el FNDC reduce la ingesta de alimentos, y un nivel bajo de FNDC causa bulimia nerviosa y obesidad (Mattson, 2005; Lebrun *et al.*, 2006).

En algunas regiones del cerebro adulto la neurogénesis, es decir, la formación de nuevas células nerviosas, se mantiene, pero va disminuyendo progresivamente con la edad (Bernal y Peterson, 2004; Arbous *et al.*, 2005). Las neuronas nuevas del hipocampo desempeñan una función importante para el aprendizaje y los procesos de memoria (Aimone *et al.*, 2006; Lledo *et al.*, 2006). En los roedores adultos, la reducción calórica favorece la neurogénesis, seguramente a causa de un aumento del nivel de FNDC (Lee *et al.*, 2002a). El FNDC refuerza el efecto protector de las células nerviosas a la restricción calórica en caso de intoxicaciones y lesiones (Duan *et al.*, 2001a y b) y promueve la diferenciación celular en las células embrionarias y adultas del hipocampo, así como la plasticidad sináptica, es decir, la elasticidad del cerebro hasta la edad adulta, y también la conducta de aprendizaje y la memoria (Bramham y Messaoudi, 2005; Lee *et al.*, 2000 y 2002a).

El ayuno es beneficioso no solo para el cerebro, también para todo el organismo. Porque, como es obvio, nunca ayunamos para un solo órgano aislado, sino que lo hacemos con toda nuestra persona, con cuerpo, mente y alma. Esta tríada siempre se presenta como una unidad, y un órgano nunca está aislado, aunque los médicos a menudo hablan de ellos como si lo estuvieran.

El ayuno siempre es bueno para el cerebro —y no solo para él— por muchos otros motivos. Uno de ellos es evidente: al ayunar simplemente no comemos nada, y por tanto, para variar, nada malo. Eso ya es suficiente para que el organismo y el cerebro se recuperen y regeneren. Sin duda deberíamos agradecer mucho más a nuestro organismo su enorme voluntad de colaboración y, en cambio, nuestra contribución es cada vez menor. Nunca deja de conmoverme ver lo generoso que el organismo es con nosotros, a pesar de nuestra frecuente falta de amabilidad.

En mi opinión, fue santa Teresa de Ávila quien lo expresó con mayor belleza: «Debemos ser buenos con el cuerpo para que el alma se sienta a gusto en él». Solo puedo suscribir esta frase y pedir más respeto y agradecimiento para nuestro hogar corporal. Tenemos muchas razones para estar agradecidos, sin duda, con beneficios. Y es que el agradecimiento por sí solo ya es sanador y proporciona felicidad. Esto no hace falta demostrarlo científicamente, pues la mayoría de nosotros podemos percibirlo si observamos y reconocemos con el corazón.

Si usted piensa con el cerebro y se pregunta por qué utilizamos tan solo un 10 % de su capacidad, pese a disponer del 100 %, le invito a experimentar con su maravillosa creatividad y su mente liberada a través del ayuno, y a extender las posibilidades del mismo con el ayuno intermitente a más aspectos de su vida.

Ayuno y cáncer

En un experimento, los investigadores sometieron a unos ratones a un ayuno a intervalos en el que a cada día de ayuno le seguían unos días en los que los ratones podían comer tanto como quisieran (Siegel *et al.*, 1988). El grupo de control recibía comida a voluntad cada día. Los ratones sometidos al ayuno a intervalos perdieron entre un 2 y un 3 % de su peso corporal en 13 días. En cambio, los ratones del grupo de control engordaron de media un 6,8 %.

Esta dieta se aplicó una semana antes de administrar a los ratones una gran dosis de células de tumor ascítico. Dieciséis de los veinticuatro (un 66,7 %) ratones que habían ayunado a intervalos, y cinco de los veinticuatro (un 20,8 %) ratones del grupo que comió sin limitaciones sobrevivieron 9 días tras la administración del tumor. Este resultado es de una enorme relevancia, con un valor de p menor que 0,005 (p es un valor de probabilidad que oscila entre 0 y 1).

En conclusión, el ayuno a intervalos aumenta drásticamente la tasa de supervivencia. Los autores proponen que el ayuno intermitente se ensaye en estudios clínicos para impedir el crecimiento del cáncer y aumentar las probabilidades de curación de pacientes con cáncer.

Como ya se ha mencionado anteriormente, los científicos del grupo de trabajo del profesor Valter Longo hicieron un descubrimiento sin precedentes: «En lo que respecta al retraso del crecimiento de determinados tumores, el ayuno fue tan efectivo como la quimioterapia y amplificó la eficacia de las sustancias citotóxicas en las células de melanoma, glioblastoma y cáncer de mama». Estos resultados sugieren que el ayuno repetido aumenta la sensibilidad al estrés en muchas células tumorales y podría sustituir a la quimioterapia o aumentar su efectividad. Así pues, el ayuno en ratones resulta tan efectivo como la quimioterapia e intensifica su efecto. Y ello sin efectos secundarios.

Aparte de estos descubrimientos revolucionarios del profesor Valter Longo y del de la renovación completa del sistema inmunológico, hay un nuevo estudio que aporta pruebas directas de que el ayuno intermitente incrementa las posibilidades de curación tras una operación de cáncer de mama.

Los ratones sometidos a períodos de ayuno de 16 horas por la noche y a una dieta de grasa, no presentaron problemas de azúcar en la sangre, inflamatorios ni de peso, es decir, tres factores que empeoran la perspectiva del cáncer. El grupo de investigación de Ruth Patterson en el centro oncológico Diego Moores en La Jolla (Universidad de California) observó a las 2.413 participantes del *Women's Healthy Eating and Living Study*, pacientes de entre veinticuatro y setenta años a las cuales se les había diagnosticado cáncer. La pregunta que se planteó fue si la duración del ayuno nocturno influía en el tiempo de supervivencia. Se constató que las probabilidades de una recidiva, una reaparición del cáncer, aumentaron en cuanto el ayuno nocturno duraba menos de 13 horas. Durante los siete años de seguimiento, un total de 818 mujeres ayunaron un mínimo de 13 horas por noche, frente a las 1.595 que ayunaron durante períodos más breves; este grupo mostró un riesgo un 36 % mayor de recaída. Si el ayuno nocturno hubiera seguido el modelo 16:8, como en el estudio con ratones, los resultados podrían haber sido más claros y significativos.

En las investigaciones científicas cada vez se aprecia con mayor nitidez que todo aquello que acrecienta la tasa de división celular —como el factor de crecimiento IGF-1 de la leche de vaca— también incrementa el riesgo de contraer cáncer. Una reducción calórica de un tercio restringió en un 40 % la tasa de división en células cutáneas y hasta un 90 % en células mamarias (Hsieh, Chai y Hellerstein 2005).

Incluso reducir la ingesta de alimentos a causa de una enfermedad como la anorexia disminuye la tasa de cáncer de mama (Pallavi *et al.*, 2005).

El doctor Chengcheng Zhang, profesor de fisiología del Southwestern Medical Center de la Universidad de Texas, descubrió en un estudio realizado en 2016 que el ayuno intermitente ayuda a frenar el avance de la leucemia linfoblástica aguda, que afecta principalmente a niños. En los ratones modelo, el desarrollo del cáncer logró detenerse por completo mediante el ayuno intermitente. Tras siete semanas, los ratones ayunadores apenas presentaban células cancerosas en el cuerpo. En el grupo de control se había seguido desarrollando el cáncer. En el grupo ayunador, los órganos se hallaban en el estado normal de los animales sanos. Las células cancerosas que quedaban ya no se comportaban como células cancerosas, sino como células sanas. Es decir, se habían vuelto a transformar en células sanas, como expresó el profesor Zhang. Durante este estudio no se administraron medicamentos de ningún tipo, así que lo único que influyó en las células cancerosas fue el ayuno a intervalos. En este contexto, esta terapia contra el cáncer no presenta ningún efecto secundario.

Las investigaciones sobre leucemia infantil de los años 2009 y 2014 revelaron que la quimioterapia presenta muchos menos efectos secundarios si los pacientes ayunan entre 24 y 48 horas antes. Por lo visto, el ayuno intermitente protege las células sanas del cuerpo, pero no las cancerosas.

El ayuno intermitente fortalece el sistema inmunológico

En un estudio a largo plazo, se observó durante varios años a pacientes que realizaban un ayuno a intervalos moderado. Estos pacientes no ayunaban, sino que cada dos días reducían el consumo de calorías entre un 20 y un 50 %. Incluso con esta versión tan diluida del ayuno a intervalos se obtuvieron resultados sorprendentes en todos los ámbitos, desde el metabolismo hasta el sistema inmunológico, pasando por el sistema nervioso. En cuanto al sistema inmunológico, el estudio demostró que las infecciones, las alergias y las enfermedades autoinmunes disminuían (Johnson *et al.*, 2006).

El ayuno alarga la vida

Este sueño de la humanidad, que trajo de cabeza a los alquimistas de la Edad Media y propagó leyendas sobre la fuente de la juventud por todo el mundo, revive nada más y nada menos que de la mano de la ciencia. El ayuno —durante tanto tiempo menospreciado por los científicos— le ha abierto la puerta. El lema *Forever young* siempre estuvo de moda, pero básicamente en el sector de la música comercial y la medicina milagrosa. El camino se prevé tan sencillo que sin duda los científicos que creen en la complejidad lo encontrarán inverosímil: «menos es más», y de hecho mucho más. En realidad, ya lo sabíamos desde hace mucho tiempo, pero ahora se ha demostrado, y lo ha hecho una de las universidades más famosas del mundo. Como hemos explicado antes, Valter Longo, de la Universidad de California en Los Ángeles, logró probar que el ayuno hace que las células madre formen nuevas células inmunológicas y, por tanto, impulsa la regeneración del sistema inmune.

Por supuesto, el hecho de que se haga público que algo tan sencillo y barato como el ayuno tiene propiedades tan prometedoras resulta amenazador para la industria farmacéutica, cuyo único interés es el dinero, el mismo que el de todas las compañías y grupos empresariales capitalistas. Asimismo, supone un golpe para el sector alternativo de los suplementos alimenticios, que también quiere y debe ganar dinero en primera instancia.

Para ayunar no es necesario tomar ningún medicamento. Tampoco tenemos que aprender nada para llegar a viejos: se trata únicamente de ingerir menos, en varios sentidos, y practicar una moderación saludable y ancestral. Y somos capaces de hacerlo, porque la evolución nos lo ha enseñado durante cientos de miles de años.

Varios estudios han descubierto que la restricción calórica retrasa los daños oxidativos asociados a la edad que se producen en la herencia genética del ADN, las proteínas y los lípidos (Merry, 2004; Hunt *et al.*, 2006). Las mitocondrias del cerebro de unas ratas de edad avanzada alimentadas con una dieta baja en calorías produjeron —en comparación con las de animales alimentados con normalidad— mucho menos peróxido de hidrógeno, que tiene un efecto oxidativo muy potente (Sanz *et al.*, 2005). Se obtuvieron los mismos resultados al estudiar las mitocondrias del corazón y el hígado (Gredilla *et al.*, 2001; López-Torres *et al.*, 2002). Otras investigaciones apuntan a la importancia de las sirtuinas. Estas son enzimas especiales que regulan la expresión de los genes, es decir, la producción de proteínas a partir de la información genética del ADN. Se descubrió que la actividad fortalecida de la sirtuina-2 (SIRT2) prolonga el tiempo de vida y que la reducción calórica aumenta el nivel de esta enzima (Kaeberlein *et al.*, 1999; Lin *et al.*, 2000 y 2004; Tissenbaum y Guarente, 2001; Rogina y Helfand, 2004).

En los roedores, la restricción calórica eleva el nivel de SIRT1 en distintos tejidos, incluidos los del cerebro. El resveratrol de la uva roja, que activa la SIRT1 de manera natural, prolonga el tiempo de vida de los ratones y evita el deterioro de sus funciones motoras asociado a la edad (Cohen *et al.*, 2004; Baur *et al.*, 2006). Además, los estudios demuestran también que la SIRT1 protege las células nerviosas. Disminuye los depósitos de amiloide de los ratones modelo con alzhéimer y de los primates ancianos (Qin *et al.*, 2006a y b). Por otro lado, el resveratrol aminora los desórdenes neurológicos en algunos animales modelo con la enfermedad de Huntington.

El envejecimiento y distintas afecciones neurológicas se caracterizan por el aumento del nivel de marcadores inflamatorios, como los valores de la PCR (Chung *et al.*, 2002; Sarkar y Fisher, 2006). El ayuno reduce sus niveles —como demostró el profesor Andreas Michalsen—, y también los reduce la alimentación vegetariana e integral según el modelo de la Peace Food.

En el archipiélago japonés de Okinawa, donde se consumen menos calorías que en el resto de Japón, Amie Dirks y Christiaan Leeuwenburgh descubrieron que se sufrían menos enfermedades de corazón y cáncer. En efecto, Okinawa es conocido por albergar el mayor número de centenarios del mundo (Dirks y Leeuwenburgh, 2006). Así pues, es un hecho objetivo que la reducción calórica hace que vivamos más tiempo.

ESPECIAL: MENOS ES MÁS

Con la alimentación actual confundimos a nuestro metabolismo. La proliferación de carbohidratos cada vez más refinados sobrecarga el páncreas. El exceso de proteína y grasa animal hace que las arterias se vuelvan rígidas e inflexibles, quebradizas y estrechas. La leche y los productos lácteos, a causa del factor de crecimiento IGF-1 que contienen, aceleran la división celular e impiden la eliminación de células viejas, lo cual puede favorecer la aparición de cáncer. Además, la leche y sus derivados acortan la niñez de nuestros hijos: actualmente, en Estados Unidos más de la mitad de las niñas tienen la primera regla antes de los diez años. Por otro lado, los lácteos son la causa de que seamos más altos que nunca, pero también inflaman el intestino, obstruyen los conductos respiratorios por la producción de flema y a las personas de edad avanzada les provocan osteoporosis, aunque la publicidad afirme que la previenen. Por último, el trigo duro moderno no solo contiene cuatro veces más cromosomas que sus antepasados vegetales, sino también mucho más gluten, y nos «tapona» sobre todo el cerebro y el sistema nervioso, pero también el resto del cuerpo.

La manera de salir de toda esta miseria —como ya hemos repetido en varias ocasiones— es tremendamente simple: «menos es más». Y de algunas cosas es mejor olvidarse para siempre. También la Madre Tierra se defiende frente a la epidemia del trigo que ha invadido su superficie. Ha enviado plagas a este «zombi genético» que ni siquiera el glifosato, un pesticida muy peligroso tanto para los insectos como para las personas, ha logrado erradicar. Quizá esos insectos sean en realidad una bendición y nos hagan replantearnos el cultivo de este cereal.

De todas formas, con tan solo dos días de ayuno intermitente podemos devolver el orden a este caos metabólico moderno. En este sentido, el ayuno debería recetarse obligatoriamente. Pues cuando ayunamos vivimos sin proteína animal y sin gluten, de modo que podemos aprovechar la claridad mental que ello nos reporta para liberar nuestra alimentación de todo lo tóxico, peligroso y dañino. Nuestro cuerpo nos lo agradecerá en todo momento.

Los éxitos obtenidos con el ayuno, también intermitente, muestran que nunca es tarde para comenzar de nuevo, ya que el organismo posee una capacidad de regeneración sorprendente. No solo el cerebro, que desde hace tiempo causa furor por su neuroplasticidad, sino también el corazón y los vasos sanguíneos, así como otros órganos, en especial el hígado, me fascinan como médico por su increíble facultad para regenerarse. Con el ayuno podemos cambiar real y literalmente nuestro metabolismo, y pasar del actual modelo de suicidio a otro modelo que nos reconstituya, nos deje crecer y favorezca nuestro desarrollo en muchos aspectos.

Prevenir y curar

Como han demostrado numerosos estudios, el ayuno intermitente es el mejor método del que dispone la medicina para prevenir enfermedades. Por ejemplo, la diabetes tipo 2 (véanse las páginas 139 y siguientes), el sobrepeso, las enfermedades cardiovasculares (véanse las páginas 137 y siguientes), los problemas de metabolismo como la resistencia a la insulina y el síndrome metabólico, el infarto cerebral, la epilepsia, el alzhéimer, el Parkinson y el cáncer.

La mejora del sistema inmunológico y su completa renovación, que ya se ha descrito, constituyen sin duda la prevención ideal por antonomasia. Seguramente es la razón por la cual tan a menudo se oye: «Desde que ayuno no he vuelto a tener gripe ni resfriados». Y es que, en efecto, no todo el mundo tiene la misma probabilidad de contraer la gripe o un resfriado. Existe una mayoría que sucumbe a todas las epidemias de gripe, y una minoría que no «participa» en ninguna de ellas. Muchos de los que integran este último grupo practican el ayuno.

Por supuesto, no podemos calcular el verdadero valor de la prevención, porque no sabemos todo lo que nos estamos ahorrando cuando ayunamos o nos alimentamos de un modo consciente, y especialmente cuando entendemos la vida según las «leyes del destino». Esto hace que el trabajo con la medicina preventiva sea también menos satisfactorio y atractivo para los terapeutas, pues los pacientes ni siquiera saben de qué les está protegiendo este tipo de tratamiento. El cirujano cardíaco, que ha de trasplantar un nuevo corazón, será recompensado con gran agradecimiento; en cambio, aquel que ha contribuido a que el paciente conserve su propio corazón en buen estado de salud hasta una edad avanzada se va con las manos vacías. Sin embargo, tras casi cuarenta años como médico, puedo asegurar que ningún otro método ha resultado tan efectivo y duradero para prevenir enfermedades como la combinación del ayuno con una alimentación vegetariana e integral.

«Con el ayuno ahorro tanto tiempo», dijo un director de empresa que acude regularmente a nuestro curso «Ayuno, silencio, meditación», un hombre que por lo demás no dispone de mucho tiempo y por ello no puede perderlo, como suele subrayar. Gracias al curso de silencio y meditación, que dura nueve días como mínimo, gana tiempo no solo porque no se pone enfermo, sino además porque después del curso está mucho más concentrado, es más productivo y se le ocurren ideas mucho mejores, más profundas y sostenibles.

La afluencia de buenas ideas y el resurgimiento de la fantasía son fenómenos que numerosos testimonios mencionan al describir su experiencia con el ayuno. En los cursos a los que asisten, muchos de ellos escriben, pintan y componen o tocan música como nunca lo habían hecho, o como no habían logrado hacerlo desde tiempo atrás.

Dado que siempre me he considerado médico y no científico, y casi nunca he tratado a mis pacientes con un solo método, muchas veces me resulta difícil valorar la causa de una curación. En mi medicina especializada en el estilo de vida desempeñan un papel decisivo el ayuno y la alimentación, pero también la meditación y el ejercicio, y por supuesto doy prioridad al trasfondo psicológico. A través del testimonio de muchos pacientes que hablaban exclusivamente de sus experiencias con mis libros sobre el ayuno, he tenido noticia a lo largo de las décadas de una gran cantidad de casos de curación que han de atribuirse a la propia fuerza de la persona o a la fuerza del ayuno.

Incluso las investigaciones más atípicas sobre el ayuno intermitente obtienen resultados sorprendentes en relación con la prevención y la terapia. Wei y su equipo (2017) estudiaron a 71 pacientes que realizaron una inusual forma de ayuno intermitente: ayunaron un total de 5 días al mes durante un período de 3 meses. Por su parte, el grupo de control comió de manera normal. Sin embargo, durante este estudio los pacientes consumían una alimentación baja en calorías, también en los días de ayuno, lo que a fin de cuentas significa poco más de un día de ayuno al mes. A pesar de ello, los «pseudoayunadores» perdieron un poco de peso y grasa corporal, disminuyó su presión arterial y bajó su nivel de IGF-1, al que suele atribuirse el proceso de envejecimiento y la aparición de cáncer. Un estudio posterior confirmó los resultados y mostró que el ayuno reduce el peso y el nivel de azúcar, los triglicéridos y el colesterol, así como los valores de la PCR (un marcador de inflamación). Como ocurre a menudo, los resultados fueron más claros en los pacientes con peor estado de salud.

Combatir las inflamaciones crónicas

Debemos admitir, cada vez más, que las inflamaciones ocasionan grandes daños, incluso en zonas hasta ahora insospechadas. Aparecen por todas partes y siempre en un contexto marcadamente desagradable, amenazador y preocupante. Según los conocimientos actuales, tienen un papel crucial en problemas circulatorios o infartos, así como en la aparición del cáncer. En estos momentos, mientras escribo, los científicos están atribuyendo la depresión a inflamaciones crónicas. De nuevo es un documental de la cadena Arte el que nos informa de lo que deberían saber todos los médicos. En *Depresión, una nueva esperanza* (2017), los investigadores explican ante la cámara que la intervención del estrés en la depresión está infravalorada, ya que este provoca infecciones. Por supuesto, los médicos alopáticos tratan de solucionar este problema con antibióticos. Del mismo modo intentan hacer frente a los problemas digestivos que achacan a *Helicobacter*, una bacteria que puebla el estómago de más de la mitad de la población y a la que pretenden ganar la batalla con antibióticos. Parece que, hasta ahora, se les ha escapado el descubrimiento, ya antiguo, de Paul Watzlawick, según el cual no sirve de nada seguir haciendo más de lo mismo, así como el descubrimiento de Einstein, es decir, que el problema y la solución pertenecen a dos clases distintas.

Las inflamaciones crónicas van a ocupar a la medicina cada vez más y por mucho tiempo. Durante décadas, los médicos naturistas han tenido que soportar la difamación por la sola mención de los focos inflamatorios, y del proceso inflamatorio en general, pero ahora resulta que tenían razón. La medicina convencional, como es costumbre, no va a pedirles disculpas. No va con ella. Es más, se inventará otro nombre altisonante —ya lo hizo con la flora intestinal al rebautizarla llamándola «microbioma»— y actuará aparentando que las inflamaciones como causa de enfermedad son el gran descubrimiento. En cualquier caso, tendrá que romperse la cabeza para seguir ofreciendo las mismas soluciones en su triste alianza con la industria farmacéutica. No es necesario ser un lince para preverlo, lo cual es bastante deprimente.

El remedio para ello es simple y siempre el mismo, pero no farmacológico. El ayuno y la alimentación vegetariana e integral conforme al modelo de la Peace Food ofrecen una solución mucho más profunda y radical, de raíz, pues se ha demostrado científicamente que ambos reducen la tendencia inflamatoria. Las experiencias con el ayuno que he vivido durante cuarenta años como médico me han enseñado que las curas prolongadas, para las que el ayuno intermitente tan bien nos prepara, son una terapia incomparable para las inflamaciones crónicas, ya que actúan a un nivel mucho más profundo. En lugar de intentar combatir con antibióticos los agentes patógenos, que a menudo son difíciles de alcanzar a causa de la mala circulación en las zonas afectadas —como ocurre con la inflamación de las mucosas gástricas—, las curas de ayuno hacen que el organismo se halle en disposición de defenderse a sí mismo mediante una mejora del sistema inmunológico y de la circulación. Como descubrió Valter Longo, las células sanas se fortalecen con el ayuno y las enfermas se debilitan. En este sentido, el ayuno imprime siempre un impulso a la regeneración.

El proceso de curación puede imaginarse visualmente del siguiente modo: las células que ya no pueden salvarse caen en manos de los agentes patógenos, en cambio estos nunca logran alcanzar a las células sanas. La infección vive de infectar nuevas células. Asimismo, el ayuno prolongado mata a los agentes patógenos de las inflamaciones cronificadas que se han establecido desde hace tiempo, lo cual se refleja en una disminución del nivel de los valores de la PCR (marcadores de inflamación). Este es uno de los motivos por los que conviene adoptar una alimentación vegetariana e integral al terminar el ayuno, ya que este tipo de dieta —como la ciencia ha demostrado— también reduce los valores de la PCR. De este modo, el proceso de curación puede avanzar de manera continua y, como consecuencia, o bien se eliminan por completo las bacterias o bien hacemos que estas no encuentren más víctimas durante mucho tiempo. Así pues, el ayuno abre todo un abanico de posibilidades, y las distintas formas de ayuno intermitente harán que para un sector más amplio de la población ayunar sea más sencillo, reducirán la barrera psicológica y lograrán que cada vez más gente se beneficie de una curación duradera, incluso en situaciones cronificadas.

Aquí me apoyo en vivencias muy anteriores al momento en que el ayuno se incorporó a los avances de la ciencia. Cuántas veces se ha solucionado una inflamación de próstata crónica, en la que habían fracasado todos los antibióticos posibles, con una cura de ayuno prolongado seguida de un cambio de alimentación. En este sentido, el ayuno ha devuelto la alegría de vivir a mucha gente.

Y cuántas veces se ha conseguido mejorar apreciablemente una bronquitis obstructiva crónica mediante un ayuno prolongado, y hacerla desaparecer por completo al adoptar el modelo de alimentación Peace Food tras finalizar el ayuno. De hecho, en cuanto se rompieron las pautas de esta alimentación, enseguida reaparecieron las molestias.

En tales situaciones recomiendo además consultar cuál es el propósito que se esconde detrás de la enfermedad en mi libro *La enfermedad como símbolo* y dedicarle a esta problemática la atención que merece.

Prevenir y mitigar las enfermedades autoinmunes

Para este tipo de enfermedades, que también son cada vez más frecuentes, ocurre algo muy similar a lo que se ha dicho sobre las infecciones crónicas. Sin embargo, en ellas no intervienen agentes patógenos, lo cual desorienta aún más a la medicina alopática. Su única esperanza es un bloqueo muy amplio e inconcreto de todo el tejido conjuntivo del cuerpo mediante cortisona como inmunosupresor, que reprime la actividad del sistema inmunológico. En estos casos, los médicos alopáticos echan mano incluso de anticancerígenos como las sustancias citotóxicas usadas en quimioterapia.

Los daños colaterales y los efectos secundarios que esto provoca son tan enormes que la terapia de ayuno y el cambio de alimentación resultan todavía más prioritarios. Los resultados que he obtenido en las enfermedades autoinmunes con el ayuno prolongado, el ayuno intermitente entre períodos más largos de ayuno y el cambio de alimentación son tan impresionantes como los obtenidos en las inflamaciones crónicas.

Estas mejoras tan inmensas probablemente se deben al revolucionario descubrimiento de que el ayuno prolongado fortalece el sistema inmunitario e incluso lo renueva por entero. Cada vez más, el ayuno periódico se revela como un impulsor inmunológico que permite al sistema inmunológico subsanar también las enfermedades autoinmunes.

Como apoyo a la quimioterapia, el ayuno intermitente permitiría la estabilización y regeneración del sistema inmunológico después de que las sustancias citotóxicas lo hayan devastado. Como hemos visto, el ayuno propicia la eliminación de células enfermas y debilitadas, así como la reproducción de nuevas células inmunes; gracias a ello, este grupo de enfermedades, que hasta ahora se consideraban incurables, pueden tratarse con una terapia mucho más sostenible.

Incluso la tiroiditis de Hashimoto, la nueva epidemia que afecta a personas de todas las edades que se autodestruyen de manera agresiva la tiroides, es decir, el órgano del desarrollo, como explico en *La enfermedad como símbolo*, con la ayuda de su propio sistema inmunológico, podría tener buen pronóstico siguiendo estos tres pasos: ayuno, Peace Food e interpretación del cuadro clínico.

De hecho, casi todas las enfermedades autoinmunes elevan los valores de la PCR. Estos, como hemos visto, pueden disminuirse mediante el ayuno y la alimentación vegetariana e integral. La sinergia de ayuno y Peace Food es realmente mágica y en cierto modo cautivadora.

Paracelso decía que para cada dolencia crece una planta cerca del afectado. En este sentido, ya no me sorprende que las soluciones sostenibles parezcan demasiado simples. El ayuno y la alimentación Peace Food están al alcance de cualquiera. Y los efectos de ambos pueden acentuarse aún más con la ayuda de las hierbas y los remedios naturales adecuados.

Ayuda para superar la depresión

La depresión sigue aumentando de modo preocupante, y desde hace tiempo tratarla es el cometido más caro de la medicina alopática. Los medicamentos para ello, que impiden la recaptación de serotonina y aumentan así la concentración de serotonina en el líquido tisular del cerebro, son antiguos y su efecto está supuestamente demostrado, pero según la mitad de los estudios, estos no presentan apenas ninguna ventaja respecto al placebo. Las farmacéuticas ocultan estos datos al publicar casi exclusivamente los estudios que les son favorables.

Los médicos más responsables están denunciando esta situación ante las cámaras, así como el hecho de que la industria farmacéutica no ha elaborado nada realmente nuevo contra la depresión desde hace décadas. El ya mencionado documental de Arte sobre los nuevos estudios relativos a la depresión afirma con rotundidad que los inhibidores de la recaptación de serotonina no han supuesto ninguna ayuda para una gran parte de los pacientes. Algunos estudios recientes muestran que las inflamaciones crónicas —provocadas por el estrés crónico— podrían ser una causa de depresión. Las infecciones hacen saltar el sistema inmunológico, y este se enzarza en luchas largas e intensas. Entonces, el organismo, incluyendo el cerebro, pone en marcha un programa de protección bastante extremo, que reúne todas las fuerzas para luchar contra las inflamaciones. Yo llamo a este estado «infarto espiritual», pues el alma literalmente se desconecta y deja de participar. Como ocurre en los atascos de tráfico, todo se para y queda estancado, y como ocurre en el infarto cardíaco todos los sistemas reducen su actividad porque se necesita hasta la última chispa de energía para sobrevivir.

Según la lógica de la evolución, esto es completamente razonable y comprensible. Los afectados sufren un estrés inmenso, en un conflicto inconsciente (véase de nuevo *La enfermedad como símbolo*) que se materializa en una inflamación crónica. Con el fin de poner toda la energía del cuerpo a disposición de la lucha, el organismo rebaja el ritmo de los demás procesos al mínimo para garantizar la supervivencia, de modo similar a cuando un ordenador no funciona bien y no queda más opción que apagarlo y reiniciarlo como un ave fénix.

En tiempos antiguos esta reacción del organismo era del todo razonable, y aún hoy resulta comprensible. El cuerpo necesita tiempo para regenerarse, y lo hace a través de este «infarto espiritual», una variante moderna de la desconexión, la única opción que les queda a muchas personas. Está claro que sería mejor desconectar más a menudo, en sentido figurado, y empezar de nuevo, por caminos de la vida menos estresantes.

Por supuesto, la medicina convencional —con su propia lógica, para la cual todo lo radical, todo pensamiento que vaya hasta la raíz es terriblemente ajeno— se dice a sí misma: «Si las inflamaciones causan depresión, ¿por qué no tratarlas con antiinflamatorios?»; huelga decir que se hará con los productos de sus patrocinadores, los antibióticos. Parece que no le importa a nadie el hecho de que los antibióticos arruinen miles de millones de bacterias intestinales, es decir, la flora intestinal, que la medicina convencional acaba de descubrir y rebautizar como «microbioma». Los médicos alopáticos están acostumbrados a ignorar el principio de *nil nocere*, 'sobre todo, no hacer daño', que la generación de médicos de mi abuelo aún respetaba, con lo cual, por tanto, causaba muchísimos menos daños colaterales y efectos secundarios. Los médicos convencionales, aunque no terminen esta obra, si al menos consiguen mantenerla bajo control enseguida empiezan otra, con lo cual se asemejan mucho a la caricatura del médico que hace Eugen Roth:

¿Con qué se gana el pan el médico?
a) la salud
b) la muerte
Por eso el médico, para poder ganarse la vida, nos mantiene en el umbral que hay entre ambos.

Junto con los resultados obtenidos de la interpretación de la enfermedad, el ayuno y la alimentación sin gluten y siguiendo el modelo de la Peace Food proponen un rumbo terapéutico esperanzador también en el caso de la depresión.

¿Cómo influye el ayuno en el corazón?

En 2011, los cardiólogos estadounidenses del Intermountain Medical Center Heart Institute llegaron a la conclusión de que el ayuno periódico es bueno para la salud y el corazón. Este tipo de ayuno no solo reduce el riesgo de padecer esclerosis de las arterias coronarias y diabetes, sino que también mejora significativamente los niveles de colesterol, triglicéridos y azúcar en la sangre y ayuda a bajar de peso, factores indispensables para mantener un corazón sano. Además, el estudio de estos cardiólogos revelaba el increíble aumento del nivel de la hormona del crecimiento que se producía a causa de los períodos de ayuno de 24 horas, que en las mujeres era de un 1300 % y en los hombres, de un 2000 %. El doctor Benjamin Horne, autor principal del estudio, cree que el ayuno podría llegar a recetarse como tratamiento para prevenir la diabetes y la esclerosis de las arterias coronarias. Sin embargo, insinúa que aún faltan algunos años y muchos estudios para que ocurra algo así. ¿Qué más necesitan? ¿Por qué no empiezan a hacerlo ya?

El célebre cirujano estadounidense Caldwell Esselstyn da por sentado que actualmente nadie moriría a causa de problemas de corazón si se suprimiese la proteína animal en la alimentación y se sustituyese por una dieta vegetariana e integral. En este sentido, el ayuno a corto y largo plazo es ideal para descongestionar el corazón, sobre todo si entremedias nos alimentamos según el modelo de la Peace Food e integramos la psicosomática del corazón. De este modo nos aseguramos los requisitos esenciales para prevenir y tratar los problemas de corazón. Sin embargo, las enfermedades cardíacas son la primera causa de muerte en los países industrializados.

Eliminar las proteínas y las grasas animales es la mejor manera de proteger nuestros vasos sanguíneos, una protección que obviamente también conseguimos con el ayuno. Para los vasos sanguíneos y el corazón —según afirma el doctor Caldwell Esselstyn—, resulta decisivo prescindir de cualquier tipo de grasa. Para este tipo de problemas recomienda asimismo suprimir de la dieta los aguacates e incluso el aceite de las ensaladas. La esposa de Caldwell afirma que si cortamos la lechuga muy fina con las tijeras sus hojas ganan un sabor sutil.

Cuando hay insuficiencia cardíaca, el corazón se descarrila con la edad y se hace demasiado grande. Incluso los corazones seniles recuperan su tamaño normal con un tratamiento de ayuno, si es de manera progresiva, y si se hace una semana de ayuno, a veces, de modo mucho más impresionante.

La sinergia del ayuno seguido de una dieta baja en grasas, junto con programas de ejercicio moderado, como presentaré más adelante (véanse las páginas 171 y siguientes) es la solución ideal para las enfermedades cardíacas.

El ayuno para el intestino

El ayuno constituye la mejor y más merecida pausa para el intestino, sobre todo si tenemos por costumbre comer desde el desayuno hasta la hora de acostarnos y tomamos muchos aperitivos y chucherías. Con este régimen, a la larga el intestino acaba sobrecargado. Una pausa de apenas 8 o 9 horas para el sueño nocturno resulta insuficiente para cualquier intestino en lo que a reposo y regeneración se refiere. El paso al ritmo 12:12, la forma más moderada de ayuno breve, sería el requerimiento mínimo para cualquiera. De todas formas, esta variante no presenta ninguna ventaja apreciable en cuanto a pérdida de peso o beneficios para la salud, pero al menos hace revivir al intestino.

De hecho, los intestinos de la civilización moderna se rebelan a gran escala contra su sobreexplotación. Repletos de manera permanente, solo se vacían por abajo cuando vuelven a rellenarse por arriba, de modo que siempre están saturados. El ayuno supone una descarga considerable para ellos. El intermitente plazo es aún más efectivo para este fin, ya que se cuida de que este alivio se haga a diario. Si este tipo de ayuno se acompaña con alimentos ricos en fibra, como los batidos verdes, o en general con una dieta vegetariana e integral, el intestino se beneficia aún más.

Por esta razón no es de extrañar que prácticamente todas las variantes del ayuno resulten tan eficaces para tratar el viejo síndrome del colon irritable, cada vez más frecuente. Cualquier tipo de ayuno intermitente brinda un alivio, pero una semana entera de ayuno resulta ideal, y todavía más cuando, a partir de la segunda mitad, se alimenta a los miles de millones de bacterias que hay en el intestino con Rechtsregulat®, un preparado regenerativo de fermentación en cascada. Después de la semana de ayuno se recomienda seguir con un modelo de ayuno intermitente que deje al intestino largos intervalos de reposo para que siga su proceso de regeneración. Estas pausas no deberían ser más cortas que las del modelo 12:12, aunque por supuesto es mucho mejor seguir el modelo 16:8.

Algo similar pasa con el más moderno síndrome del intestino permeable, que también se expande a toda velocidad. Las gotitas de grasa diminutas, procedentes sobre todo de la leche homogeneizada y pasteurizada, atraviesan de manera incontrolada la pared del intestino, donde desencadenan conflictos que al final desembocan en la inflamación del intestino. Este, agujereado como un colador, permite la entrada de todo tipo de toxinas al interior del cuerpo, lo cual potencia aún más la inflamación, de modo que se crea un círculo vicioso que se traduce en dolor, gases y barriga hinchada. Normalmente, las personas que contraen el síndrome del intestino permeable están —aunque de manera inconsciente— asqueadas desde hace tiempo y siempre a disgusto o buscando problemas. Al no darse cuenta de lo que les pasa, el malestar se expresa a través de su cuerpo, en este caso en el intestino. Así se muestra con claridad lo mal que digieren su vida, cuánta amargura guardan, o, directamente, lo «mal que huelen». Lo que transmiten es que su vida es indigerible e insoportable y que el afectado siente repugnancia por ella.

El estudio según el cual un 90 % de los alemanes odian su trabajo, un 60 % no están satisfechos con su relación sentimental y un 93 % no lo están con su cuerpo ilustra muy bien el descontento tan extendido que existe.

Diabetes, prevención y tratamiento

En un estudio muy reciente, de 2017, el grupo de investigación del profesor Valter Longo halló posibilidades regenerativas no solo para la diabetes tipo 2, sino también para la de tipo 1 (Cheng *et al.*, 2017). Aunque los resultados se obtuvieron en ratones a los que se administró una dieta que imitaba el ayuno, siguen siendo reveladores. No solo mejoraron los niveles de azúcar. Los científicos también descubrieron que se reprogramaban las células beta en el páncreas, de modo que volvían a formarse células productoras de insulina sanas. No pudo saberse si se habían desarrollado nuevas células o se habían regenerado las que eran defectuosas.

Unos expertos en diabetes alemanes pusieron en duda que estos resultados puedan trasladarse a los humanos, dado que en la diabetes tipo 1 el propio sistema inmunitario destruiría enseguida las células beta recién formadas. Además indicaron que, puesto que ambos tipos de diabetes tienen un componente genético, resulta poco probable que la dieta baste como terapia. De todas maneras, no discutieron los efectos positivos de los ayunos de corta duración en muchos de los procesos metabólicos.

Cabe mencionar que estos especialistas alemanes no tuvieron en cuenta los increíbles efectos regenerativos del ayuno en el sistema inmunológico, que ya se había demostrado en otros estudios, ni su capacidad regeneradora con respecto a la herencia genética, que también se ha demostrado recientemente.

La diabetes tipo 2 —según la opinión de la medicina convencional— se debe a una sobrecarga del páncreas causada por el exceso de carbohidratos refinados. Pero aunque el exceso de proteínas y grasas animales sea aún más determinante —como afirman los científicos Neale Barnard y Colin Campbell—, el ayuno es la respuesta adecuada, ya que suprime ambos abusos. En este sentido, el tratamiento y la prevención ideales serían una semana de ayuno y a continuación un programa de ayuno intermitente, sobre todo si además se da importancia a la dulzura venusiana de la vida, es decir, la capacidad de disfrutar de la vida con dulzura y sensualidad. Y es que los pacientes con diabetes suelen presentar una carencia de esta capacidad, como explico en *La enfermedad como símbolo*. Disfrutar de una alimentación en la línea de *Peace Food* durante las fases de comida abrirá expectativas de mejora.

Esta combinación de ayuno intermitente y cambio de alimentación también sería ideal para tratar la diabetes tipo 3, como suele interpretarse la situación metabólica en enfermos de alzhéimer. Además, en este caso parecen resultar especialmente útiles los ácidos grasos de cadena media como la grasa o el aceite de coco.

Así pues, la prevención y el tratamiento aúnan los tres pasos ya conocidos y probados, que combinan ayuno, alimentación e interpretación del cuadro clínico.

El ayuno para el hígado

Aunque el ayuno supone un reto para el hígado, que es nuestro principal órgano de desintoxicación, también le aporta grandes beneficios. Durante las terapias de «sombra», que suelen consistir en tres semanas de ayuno, hice analizar los valores del hígado de pacientes que tenían este órgano contaminado por el alcohol, las drogas u otras sustancias tóxicas antes y después del ayuno. En muchos casos, el informe del laboratorio venía con un signo de exclamación junto a los resultados posteriores al ayuno y la anotación «Se ha revisado». Por lo visto, el programa de análisis del laboratorio no podía comprender que fuera posible una mejora tan enorme en tan poco tiempo, por lo que repetía la segunda medición y dejaba esta nota para darme a entender que quizá el primer valor estaba equivocado. Y es que el sistema no estaba preparado para una mejora tan evidente y tan rápida. Sin embargo, el ayuno la hizo posible, y ello se tradujo en la recuperación de los valores de la transaminasa y la gamma GT, dos parámetros clave en el diagnóstico de las enfermedades del hígado.

El hígado graso también se ha convertido en un problema cada vez más extendido en la sociedad moderna y ya se considera una nueva epidemia. No es ninguna sorpresa, pues está relacionado con el sobrepeso. Se produce cuando comemos más de lo que necesitamos y de lo que quemamos. En este caso, el ayuno resulta ideal, puesto que, literalmente, licúa el exceso de reservas de grasa, entre ellas las del hígado, y las libera al flujo metabólico. En realidad, es evidente que durante el ayuno también se quema la grasa del hígado, y además se ha demostrado en estudios con humanos, y previamente con ratones. No hay duda de que el ayuno intermitente ayuda en la degeneración adiposa, ya que invierte por completo el proceso de comer más de lo que se utiliza. Con el ayuno quemamos más de lo que ingerimos, y de este modo redirigimos el metabolismo en la dirección adecuada y nos aseguramos de proporcionarle solo lo necesario, algo muy importante para el hígado.

Además, el hígado graso —al igual que el sobrepeso— puede favorecer la aparición de diabetes tipo 2. En muchas de las psicoterapias acompañadas de ayuno que he realizado, he podido observar personalmente que un hígado graso mejoraba hasta curarse por completo. Y en algunos pacientes he podido incluso presenciar como, mediante ayunos regulares, no solo se frenó el avance en apariencia incontrolable de una cirrosis, a menudo consecuencia de un hígado graso persistente, sino que hasta logró mejorarse y en algunos casos aislados desapareció por completo.

Equilibrio hormonal

La hormona del crecimiento HGH, que se produce en nuestro cuerpo tras entre 6 y 8 horas de ayuno y que proporciona un buen estado de ánimo, no es la única hormona de la que nos beneficiamos durante el ayuno. Un metabolismo normalizado y sobre todo un intestino más sano pueden contribuir a que segreguemos más serotonina, la hormona del bienestar. Cada mañana, desde hace muchos años, tomo en ayunas L-triptófano, un aminoácido contenido en el preparado de alimentos crudos Take me® - Glücksnahrung. También lo recomiendo a mis pacientes. El L-triptófano es el precursor de la serotonina y ayuda al cuerpo a formar suficiente serotonina. Cuando dormimos, el organismo produce melatonina, la hormona jefa de la noche, a partir de la serotonina.

Por desgracia, este suplemento alimenticio solo funciona en un 75 % de las personas, igual que ocurre con los inhibidores de la recaptación de serotonina que ofrece la industria farmacéutica. Respecto al 25 % restante, se habla de problemas con los receptores, pero mi larga experiencia con el ayuno me indica que se trata más bien de algo relacionado con el hígado. Porque, desde hace años, observo que los pacientes que anteriormente no notaban ningún efecto, empiezan a notarlo durante el ayuno. Desde luego, una cucharada del preparado de alimentos crudos mencionado no tiene el mismo efecto que una droga como el éxtasis, que provoca un subidón de serotonina, o que los medicamentos antidepresivos, por ejemplo la fluoxetina o el citalopram, que impiden su recaptación en el espacio sináptico entre las terminaciones nerviosas, sino que proporciona una cantidad suficiente del material básico para la producción de la hormona del bienestar. Sin embargo, aunque las situaciones que nos ponen de buen humor tenemos que procurárnoslas nosotros mismos, al menos, si se presenta una, tendremos suficiente L-triptófano para producir la serotonina que nos permita estar contentos y sentirnos bien.

También se pueden tomar —con el preparado Take me® - Plus—, las sustancias fundamentales para producir GABA, el ácido gamma-aminobutírico, nuestro «líquido de frenos» del sistema nervioso vegetativo, que reduce la excitabilidad de las células nerviosas. A pesar de que su sabor no es especialmente bueno, combinado con el ayuno puede restablecer nuestro equilibrio hormonal, a menudo deteriorado por el estilo de vida moderno.

Dormir mejor, más energía

Sin duda, cuando el cuerpo se regenera —como ocurre durante el ayuno— no necesita tanto sueño para recuperarse. Por eso mucha gente duerme mejor y más profundamente cuando ayuna, pero también menos. Al ayunar, es frecuente sentir un exceso de energía, sobre todo si entre los ayunos diarios o anuales vivimos y comemos de manera consciente, de modo que nuestra alimentación contenga todo lo que necesitamos. Porque esto hace que quememos tejidos grasos «limpios». No son pocos quienes, cuando ayunan, se sienten capaces de mover montañas. Esto tiene que ver con el hecho de que cada día, gracias a la quema de grasas, disponemos de suficiente energía, pero no la gastamos para la digestión, un proceso que suele emplear como mínimo un cuarto de la energía que ingerimos. Así pues, este añadido de energía queda enteramente a nuestra disposición.

También existe lo contrario, que se percibe como una falta de energía. Cuando nuestro cuerpo aprovecha la oportunidad y —sobre todo durante ayunos prolongados— afronta grandes reformas, precisa mucha energía, y en consecuencia se toma más horas de sueño para recuperarse. Por supuesto, esto también es bueno, e incluso diría que óptimo. El sueño profundo y reparador tendría que ser un objetivo prioritario en todas las formas de ayuno, por encima de los demás.

Otra forma de dormir mal durante el ayuno tiene que ver con el regreso de los sueños. El ayuno nos depara numerosos regalos, y los sueños nocturnos, de los que muchas personas se han olvidado desde hace tiempo, son uno de los más valiosos. Y es que los mundos de imágenes mentales son muy nutritivos para el espíritu y de máxima importancia para nosotros. Durante el ayuno consciente, estas imágenes mentales regresan lenta e imperceptiblemente. Puede ocurrir que nos despertemos con palpitaciones en mitad de la noche y sintamos la emoción pero no podamos recordar la imagen mental. O que nos despertemos empapados de sudor y percibamos el miedo pero no las imágenes que le corresponden. Esto es, en realidad, un indicio positivo de que vamos por buen camino hacia un sueño lleno de imágenes oníricas.

CUESTIONES PRÁCTICAS DEL AYUNO INTERMITENTE

Durante siglos de evolución, nuestro organismo ha aprendido cómo funciona el metabolismo, y lo conoce perfectamente. Llevamos este conocimiento con nosotros como si fuera una dote, una herencia de nuestros ancestros para esta vida. Sin embargo, nuestro cuerpo, con sus particularidades, puede tener algunos problemas de adecuación al principio.

QUÉ DEBE TENERSE EN CUENTA PARA EMPEZAR

Con la variante más moderada del ayuno intermitente, el ritmo 12:12, las dificultades iniciales son mínimas. En este caso solo se trata de ser consecuentes y eliminar todos los picoteos, tentempiés y bocaditos entre las tres comidas del día, especialmente entre la cena y el desayuno.

Asimismo será de gran ayuda buscar aliados en la familia que quieran emprender también el camino inofensivo hacia una mejora sostenible de su estado de ánimo y de su vida. Juntos somos mucho más fuertes y resistentes, sobre todo cuando otros pretenden tentarnos porque no quieren confrontar su propia situación, quizá parecida a la nuestra.

Cuando esto no es suficiente, se recomienda empezar con una semana entera de ayuno, la forma ideal de suprimir todo tipo de pequeñas e incluso grandes adicciones. En mis cuarenta años como médico, no he hallado un método más efectivo para terminar con las adicciones. Una semana de ayuno siempre es una buena opción cuando se presentan problemas a la hora de iniciar un ayuno intermitente. En el centro TamanGa ofrecemos semanas de ayuno y senderismo en grupos de gente afín, durante las cuales la pérdida del hábito siempre se trabaja de forma lúdica; después es fácil iniciar una variante del ayuno intermitente. Aquí me refiero a adicciones diarias, pero también a cosas más graves. No fumar durante el ayuno no tiene ningún misterio, pero ello no significa que se haya vencido la potente capacidad adictiva de la nicotina.

EL AYUNO INTERMITENTE PASO A PASO

Dependiendo de cada uno, funciona mejor un comienzo radical o un inicio más paulatino. Como es lógico, lo ideal es encontrar el camino más apropiado para usted. Quizá hallará la respuesta indagando en otros aspectos de su vida. Por ejemplo, pregúntese si en una excursión de montaña, usted es de los que arranca y recorre un buen tramo de un tirón antes del primer descanso, o si, en cambio, tiende a hacer pequeños descansos durante todo el camino. ¿Lee los libros de una tirada o necesita varias etapas?

En primer lugar, dejar las comidas entre horas

Suprimir las comidas entre horas es el primer paso y el más importante para iniciarse en cualquiera de las variantes de ayuno intermitente. Además sería lo más saludable para todo el mundo, independientemente de su estilo de vida. El psicoanalista René Spitz demostró hace ya muchas décadas lo importante que era este paso desde el principio. Según las «leyes del destino», el principio lo determina todo. Spitz descubrió que los niños cuyas madres estaban en la cárcel tenían los intestinos más sanos que los hijos de madres en libertad. El motivo era que las presas solo podían dar de mamar a sus hijos cada cuatro horas, como se hacía antiguamente, mientras que las madres en libertad podían dar de mamar tanto como ellas o sus bebés quisieran. Así pues, a sus hijos se les juntaba en el tracto gastrointestinal leche en distintos estadios de digestión, cosa que les provocaba muchos cólicos más allá de los tres meses. La causa profunda de los cólicos es obvia: nuestro intestino —como todo y como todas las personas— necesita descansar desde el principio de la vida. Si no, todo acaba descontrolándose.

El siguiente paso: alargar las pausas entre comidas
Una vez superemos la larga pausa nocturna, la batalla contra las poco saludables comidas entre horas puede considerarse ganada. Para el siguiente paso, lo más fácil es posponer el desayuno hasta el mediodía. Durante las vacaciones o el fin de semana es mucho más fácil, porque podemos dormir hasta tarde. En cambio, cuando tengamos que ir a trabajar, lo mejor será levantarse un poco más tarde, así, por falta de tiempo, eliminamos el desayuno automáticamente.

Asimismo, se puede ir avanzando la cena poco a poco. Si tenemos grandes planes para la noche, puede ser que podamos pasar sin comer mientras nos divertimos. Una emocionante sesión deportiva suele resultar especialmente útil para esto. No solo nos distrae, sino que además nos pone en forma. También puede ayudarnos ver películas interesantes o todo un programa cinematográfico, siempre que desde el principio quede claro que las palomitas, las patatas chips y las chocolatinas no forman parte del plan. Esta manera de comer o devorar al tiempo que se hace algo no proporciona ningún placer sensual, ya que se hace de manera inconsciente, y además una buena película es suficiente para hacernos disfrutar. Ver una obra de teatro nueva o ir a un concierto apasionante son formas diferentes de pasar la noche y apartar la atención del picoteo. Por su parte, la lectura de un libro sugerente es un alimento mucho más nutritivo para intestino y cerebro, e incluso una mala novela consigue al menos aliviar nuestro intestino.

Saltarse la cena entera resulta mucho más fácil si hacemos planes alternativos en lugar de seguir nuestra tediosa rutina diaria.

El verdadero comienzo: el ayuno de 16 horas

El ayuno de 16 horas, una forma muy efectiva de ayuno intermitente, puede lograrse tomando el desayuno a las diez y media y cenando pronto, a las seis. Siguiendo los consejos que hemos dado arriba, resultará facilísimo, y será suficiente para notar un alivio considerable en el intestino, mejor estado de ánimo gracias a la hormona del crecimiento (HGH) y una pérdida de peso paulatina.

Quien haya disfrutado de los efectos balsámicos de este ritmo durante un tiempo, puede ir más lejos y saltarse la tercera comida del día, dependiendo de cada uno, la cena o el desayuno. Este paso al ritmo 18:6 o incluso al 19:5 ofrece resultados aún mejores: más HGH, un estado de ánimo más alegre y una regeneración más profunda, sobre todo para el intestino, pero en última instancia para toda la orquesta de órganos.

Un gran paso adelante: del ayuno de 23 horas al de 24 horas

Si ya se ha alcanzado el ritmo 19:5, es posible realizar un programa de ayuno de 23 horas diarias con una sola comida al día; esto resultará muy sencillo con la ayuda del truco que hemos explicado al principio, que consiste en tomar una comida de fruta o verdura cruda y masticarla a conciencia hasta convertirla en zumo. Además, este truco facilitará el siguiente paso, que desde el punto de vista numérico no representa un gran esfuerzo. Sin embargo, es evidente que no se trata solo de una simple hora, sino de un nuevo reto para nuestras emociones. Podemos superarlo con dos de las mencionadas comidas a base de fruta y verdura cruda, que al fin y al cabo son comida y constituyen un entrenamiento de masticación y una dieta de zumos. Quien haya probado el método de F. X. Mayr conocerá esta manera de masticar o triturar hasta que los alimentos se convierten en líquido. Por supuesto, será mucho más sano y sencillo hacerlo con trocitos de fruta y verdura que con el viejo menú de panecillos con leche.

Incluso haciendo un ayuno de 24 horas podemos salvar una comida al día ayunando desde una cena hasta la siguiente. En sentido estricto, en realidad son 23 horas de ayuno, pero esta hora no es tan importante. De lo contrario, tendríamos que retrasar la comida una hora cada día, lo cual tampoco tiene mucho sentido. Considero que el ayuno de 24 horas es solo una solución temporal para pasar a un día entero de ayuno, mucho más fascinante y efectivo.

El salto a un día de ayuno completo

Con este ayuno damos un paso mucho más grande y profundo de lo que parece, ya que un día de ayuno completo significa ayunar durante 36 horas seguidas y beneficiarnos de todas las ventajas que ello nos ofrece para el equilibrio hormonal y la regeneración.

Para este día completo de ayuno ofrecemos también una serie de trucos y consejos. La primera acción, y la más sana, contra el hambre es siempre llenar el estómago, en este caso con agua de manantial. Dado que nunca se bebe demasiado cuando se ayuna, esto puede hacerse tantas veces como se quiera. Y, en realidad, el estómago se llena con solo un par de tragos.

Un batido verde también puede ser muy útil, y mucha gente prefiere su sabor al del agua, por eso resulta tan gratificante. Este *smoothie* ha de ser ligero, es decir, rico en verduras, como lo ideó su inventora Victoria Boutenko desde un principio.

Un zumo de frutas recién exprimido también nos ayuda a aliviar el hambre. Es mejor tomarlo a sorbitos, así tanto nosotros como nuestro estómago lo aprovecharemos bien y lo disfrutaremos, y nuestro tracto gastrointestinal no tendrá que ponerse a trabajar de nuevo.

El caldo de cocción de verduras puede funcionar igual de bien para los amantes de las sopas. Además, se puede tomar con cuchara, lo cual tiene un efecto tranquilizante en las almas más temerosas; ¡al menos es una comida al día, aunque no haya nada que comer! El caldo puede ir bien especiado, pero no debería llevar sal, o solo una pizca. Durante el día de ayuno conviene prescindir por completo de la sal para aprovechar el efecto balsámico y a veces liberador del drenaje. Este puede conseguir una verdadera descongestión y potenciar el ayuno.

Si aparece una sensación de hambre como un puñetazo en la boca del estómago o lo que los médicos llaman «dolor de hambre», puede tomarse el remedio homeopático Anacardium orientale D12, que incluye este dolor en su cuadro farmacológico y suele mitigarlo. Aunque la homeopatía clásica no tiene este objetivo, a menudo es eficaz.

Otro consejo útil para empezar a ayunar es dejar la cafeína un par de días antes, ya que su síndrome de abstinencia provoca dolor de cabeza y es mejor ahorrárselo el primer día de ayuno.

Jugar con los días de ayuno

Si uno puede ayunar un día, sin duda puede hacerlo más días. Solo hay que dar un pequeño paso para iniciar el ayuno a intervalos según el sistema «10 en 2» de Bernhard Ludwig y aprovechar sus maravillosos efectos. En un estudio —aunque hecho en ratones— se probó que con este método se obtenían resultados mucho más beneficiosos para la salud que los que ofrece una mera restricción calórica (Anson *et al.*, 2003).

Al principio tendrá la tentación de compensar el día de ayuno comiendo más al día siguiente, pero no le costará controlarla, sobre todo si ya ha dado el paso definitivo, tan recomendable y necesario para su salud, de adoptar una alimentación vegetariana e integral, es decir, rica en fibra, y por ello más saciante.

El ayuno a intervalos significa hacer tres días y medio de ayuno por semana. Si cada dos días se come dentro de una ventana de alimentación de 8 horas, se ayunan un total de 112 horas por semana, y las ventanas de alimentación duran en total 56 horas. Esto supone un regalo para el nivel de HGH y el estado de ánimo, sobre todo cuando uno se pasa la mitad de estas horas durmiendo. Gracias a ello, las horas de vigilia estarán marcadas por ese estado de ánimo alegre que proporciona la hormona, especialmente si nos vamos a dormir poco después de la cena. Así se consigue un beneficio adicional para la salud, ya que el sueño antes de medianoche es especialmente valioso y cuenta doble, como sugiere el refrán «a las diez, en la cama estés», y son conocidos sus efectos embellecedores.

Al principio del libro hemos hablado de otros programas con dos, tres, cuatro o cinco días de ayuno por semana, que resultan sencillos tras haber hecho un día de ayuno con éxito y satisfacción.

Ciclos de ayuno variables o constantes

¿Variedad o ritmo fijo? Esto es cuestión de gustos y depende de la flexibilidad de cada uno. Suele pensarse que, cuanto más flexible sea uno, mejor. Pero la flexibilidad a veces es un peligro. Si va retrasando los días de ayuno hacia el final de la semana, pronto se encontrará con semanas sin ayuno. La pereza, escondida tras las excusas y los tratos baratos, no duerme, más bien está siempre al acecho. Es idéntica al cancerbero del infierno de la mitología griega, al que Heracles apenas logró dominar en su descenso al Hades.

Así pues, no va nada mal delinear un programa desde el principio y mantenerlo durante bastante tiempo. Como decía Samuel Hahnemann, el inventor de la homeopatía, «Hazlo, pero hazlo bien». Hay que establecer primero unos rituales fijos para que de ellos crezca una auténtica libertad y flexibilidad, que constituyen más bien una meta a largo plazo.

Dicho de otro modo, seguir un ritmo diario es saludable, sobre todo si se amolda a la alternancia del día y la noche. Romperlo supone un auténtico reto que nos hace fuertes si sentimos que estamos a la altura.

LA MEJOR ALIMENTACIÓN

Junto a la alimentación aparecen las ideologías en cuestiones de nutrición y dietética. Desde el punto de vista médico y científico, deberíamos ser capaces de ponernos de acuerdo para eliminar de nuestro menú todo aquello que sea tóxico, dañino y peligroso. El ayuno es tan saludable y sanador que no puede encajar con nada de esto.

Como se ha demostrado recientemente, el 93 % de las toxinas que consumimos proceden de la proteína animal, por eso es lo primero que debemos eliminar. En la cabeza de las primeras posiciones de toxicidad se sitúan la leche y los productos lácteos, ya que las vacas se desintoxican a través de la lactación. El pescado está bastante arriba en la lista de los suministradores de toxinas, ya que comemos casi exclusivamente especies depredadoras y apenas carpas herbívoras o carpas doradas. Los peces depredadores están al final de la cadena alimentaria, y por tanto han acumulado muchas más sustancias tóxicas procedentes de los peces más pequeños que han devorado. Por otro lado, la mayoría de los peces depredadores son muy viejos. Por lo visto, el 80 % de ellos tendrían más de cien años, ya que las aguas superficiales están vacías por la pesca. En cambio, en las aguas profundas donde hoy en día se pesca con tecnología marina moderna, viven principalmente matusalenes acuáticos. Consumir esos peces es como comerse leones o tigres de más de cien años. Ni siquiera los omnívoros «encarnizados» se los comerían. Cualquier proteína animal debería ser un tabú para las personas que se preocupan por la salud, por no hablar de las terribles consecuencias que el consumo de carne tiene para la catástrofe humanitaria de la hambruna en el mundo, el desastre ecológico y el sufrimiento animal, situaciones que nos afectan a todos.

La base de una dieta equilibrada

Una dieta equilibrada contiene todo lo que nuestro organismo necesita para vivir, especialmente cuando se compone de alimentos frescos que promueven la vida. Estos deberían proporcionarnos suficiente energía vital, y calor vital, para que los procesos metabólicos se desarrollen correctamente.

De entre los tres componentes principales de la alimentación, la proteína es la más importante para nosotros, pues es el material de construcción elemental del organismo y se ocupa de nuestras «capas límites» y de nuestro aspecto individual. Su función como combustible es mínima, a pesar de que hoy se sabe que las proteínas pueden quemarse en caso de emergencia para alimentar al cerebro durante más tiempo. La proteína calma muy bien el hambre pese a no contener más calorías que los carbohidratos.

Los carbohidratos sirven únicamente como combustible, y solo se almacenan en pequeñas cantidades, en forma de glucógeno, en el hígado y los músculos, y apenas bastan para una noche. Cuando se ha consumido y quemado todo el glucógeno, el organismo empieza a producir HGH, lo cual se traduce en un buen estado de ánimo y ganas de poner orden.

La grasa, que contiene más del doble de calorías por gramo que los carbohidratos, es un combustible mucho mejor, cosa que antiguamente se valoraba muchísimo y hoy en día suele considerarse negativa. Por otro lado, la grasa desempeña una función de relleno y aislamiento del cuerpo. Por ejemplo, es la grasa la que da forma a unas mejillas redondeadas, y contribuye a moldear muchas otras partes de nuestro aspecto físico, también las indeseables bolsas de grasa. Aunque, como podemos apreciar en las representaciones prehistóricas de la Gran Diosa, como la Venus de Willendorf, en su momento estas bolsas fueron muy apreciadas. Hoy en día sigue valorándose la grasa en los senos y las caderas femeninos, y en las formas corporales redondeadas, y de hecho son incluso formas buscadas y veneradas, aunque muchos no quieran admitirlo.

Por todo ello, la proteína es el componente de la alimentación más estimado en la sociedad actual, la grasa ha caído hasta el último lugar y los carbohidratos están en entredicho al considerarse una forma de azúcar.

El metabolismo de los carbohidratos o del azúcar

Además de resultar dañinos cuando se consumen en exceso, los carbohidratos son perjudiciales cuando se comen en su forma más refinada. Esto eleva el índice glucémico, es decir, dispara el nivel de glucosa en la sangre, y el páncreas, que no se ha acostumbrado a estas subidas en sus cientos de miles de años de evolución, detecta una cantidad ingente de carbohidratos y produce insulina a más no poder. Los picos de insulina transportan el azúcar a las células a gran velocidad, lo cual enseguida produce una falta de azúcar en la sangre (hipoglucemia). Esta genera una sensación desagradable de irritabilidad y falta de energía y un hambre voraz, de manera que el afectado, de modo intuitivo, come de inmediato para mejorar su estado. Si, como suele ocurrir hoy en día, se recurre de nuevo a los carbohidratos refinados, se repetirá el proceso de la liberación excesiva de insulina y aumenta todavía más a lo largo del día: tras el primer desayuno, se sentirá la necesidad de un segundo desayuno. Después el hambre reaparece a causa del mismo mecanismo, incluso antes del almuerzo o comida, que tampoco suele ser de mejor calidad, sino que supone un nuevo tormento para el metabolismo. En este caso, la comida del mediodía tampoco dará para mucho en lo que a saciedad se refiere. En consecuencia, por la tarde se hará una pausa para el café y unas galletitas para no perder la costumbre, de manera que el hambre regresará mucho antes de la cena. Después de cenar, se continuará con unos dulces muy refinados o aperitivos salados mientras se ve la tele. De esta manera, el metabolismo nunca descansa y se convierte en un columpio de insulina cuyas consecuencias son preocupantes.

Antes de que sea demasiado tarde, el organismo se pone en huelga y desarrolla la llamada resistencia a la insulina para hacer frente a la inundación de glucosa. Esto significa que las células se bloquean para que no entre más azúcar. El organismo reacciona produciendo más insulina, lo cual deriva en el llamado síndrome metabólico, un estado transitorio hacia la diabetes tipo 2. Esta enfermedad tan común hoy en día era conocida en mis tiempos de estudiante como «diabetes del adulto», pero actualmente afecta también a jóvenes en Alemania, y en Estados Unidos incluso a niños. Según las estadísticas, contraer la enfermedad tan temprano les cuesta diecinueve años de vida a nuestros niños y jóvenes.

Los médicos estadounidenses Neale Barnard y Garth Davis afirman que el exceso de grasas animales tiene peores repercusiones en el metabolismo que la inundación de azúcar. En cualquier caso, el tratamiento, tan bien probado, que proponemos es el mismo: el ayuno para empezar, y a continuación pasarse a una alimentación vegetariana e integral según el modelo de la Peace Food, libre de azúcares refinados y de productos animales en forma de grasa o proteína.

Durante su largo desarrollo, nuestro cuerpo se configuró para sentir hambre hasta haber obtenido todo lo que necesitaba. Por ello, la alimentación refinada moderna supone una trampa: contiene un exceso de calorías pero también acarrea un déficit enorme, sobre todo de sustancias vegetales, que contrarrestan el cáncer, por poner un ejemplo.

Además, nuestra alimentación moderna se caracteriza por una carencia de las vitaminas y los minerales fundamentales, como el zinc y el selenio. Si, por el contrario, comemos alimentos de alto valor nutricional e ingerimos todos los elementos necesarios, nos saciaremos antes y evitaremos el sobrepeso.

Así pues, los carbohidratos no son un problema en sí mismos, solo lo son los refinados, con un índice glucémico muy alto. De hecho, como componentes de las verduras de cultivo biológico, en forma de almidón o fibra, tienen una importancia vital para nuestra salud. No obstante, como cada vez tienen peor fama por los motivos que acabamos de mencionar, los partidarios de las dietas cetogénica o baja en carbohidratos (Low-Carb) prescinden de ellos o reducen su ingesta al mínimo para evitar sus efectos perjudiciales para la salud. Lo malo es que, si no consumimos fruta y verdura, nos faltarán sustancias vegetales secundarias, vitaminas y fibras, que son esenciales para nosotros.

Por ello, la dieta cetogénica —al menos de manera temporal— aporta muchos beneficios, como vemos con el ayuno, que en realidad para el organismo es una dieta cetogénica, que para ser exactos aporta cetonas, procedentes de la descomposición de la propia grasa corporal. La dieta cetogénica y vegana constituye una variante saludable de esta dieta, ya que subsana sus errores.

El problema de la grasa animal

Las grasas animales también causan graves problemas hoy en día, como explican los médicos americanos ya citados, Neale Barnard y Garth Davis. En el estudio EPIC (European Prospective Investigation into Cancer and Nutrition), que investigaba a 500.000 participantes, la diabetes tipo 2 se relacionaba claramente con el consumo de grasa animal de manera desproporcionada en comparación con los carbohidratos.

Las grasas modernas se han convertido en un serio inconveniente. Para nuestros antepasados, la grasa era, con diferencia, el componente más importante de la alimentación. Pero aquellos tiempos ya pasaron a la historia. Los productos *light* que ofrece la industria alimentaria pretenden combatir de manera poco saludable el exceso de grasa de la alimentación moderna. Hace décadas que las grasas saturadas se consideran un verdadero peligro para la salud; en cambio, el aceite de coco, también saturado, es muy saludable y resulta muy efectivo para combatir el alzhéimer.

Y es que, sin lugar a dudas, nos toca un «cambio de aceite», por el bien de nuestra salud. ¿Por qué habría almacenado la evolución nuestra grasa corporal en forma de grasa saturada si fuera tan mala? Cuando ayunamos, vivimos de ella y nos proporciona grandes beneficios.

El «cambio de aceite»

Como hemos dicho, necesitamos una grasa saturada buena, y en este sentido, el coco es un auténtico regalo. La grasa de coco se puede consumir fría, caliente e hirviendo, y es beneficiosa en todos los casos. El aceite de oliva es insaturado y se puede usar frío o caliente, e incluso para hervir, pero no para freír. Empieza a humear cuando alcanza los 180 °C, así que esta temperatura no debe superarse, pues a partir de entonces se generan sustancias cancerígenas.

Los ácidos grasos omega-3, altamente insaturados e igualmente importantes, que se encuentran en las semillas de lino y cáñamo, así como en las nueces, solo es bueno consumirlos fríos, ya que de lo contrario pueden resultar peligrosos. Deben ingerirse en la proporción adecuada al consumo de ácidos grasos omega-6, cada vez más abundantes, porque un exceso de omega-6 bloquea la función antiinflamatoria de los ácidos grasos omega-3.

Las grasas hidrogenadas de producción industrial deben evitarse aunque la publicidad las anuncie como grasas altamente insaturadas. De hecho, más bien deberían denunciarse por motivos de salud. En algunos países ya están prohibidas, y con toda la razón.

Lo más saludable es consumir grasa de buena calidad y en la cantidad adecuada, almacenarla con mesura y gastarla regularmente. Nuestro cerebro está compuesto, como mínimo, por un 70 % de grasa, de la que dos tercios son colesterol, hoy en día demonizado injustamente.

Es cierto que la acumulación de colesterol en la sangre es mala señal, pero solo porque indica un estilo de vida perjudicial. De todas maneras, corregir los indicios superficiales, en lugar de transformar un estado anómalo de raíz, es siempre un signo de estupidez. Es como si desenroscáramos un indicador luminoso encendido. Una bajada del nivel de colesterol, que se transporta en la sangre como material de reparación, hace que el organismo esté más pesado en general y daña el cerebro, como ha demostrado el neurólogo estadounidense David Perlmutter con varios estudios.

El ayuno también está relacionado con la grasa, pues como hemos visto, el metabolismo del ayuno es el metabolismo lipídico o de la grasa. Con el ayuno —sobre todo con un ayuno breve diario— logramos que las reservas de grasa vuelvan a tener unas dimensiones más naturales, lo cual resulta realmente saludable. Asimismo, es recomendable hacer un control anual de grasas mediante una cura de primavera y otra de otoño para cuidar de nuestra salud y de nuestra figura.

Proteína y gluten

Hoy en día, la proteína animal se ha convertido —a pesar de la buena fama de la que sigue gozando— en la mayor trampa, y la más peligrosa, en que podemos caer. Se ha demostrado que la carne animal, así como las demás proteínas animales, supone un riesgo en casi todos los sentidos, y mucha gente además la toma bañada en grasa (también animal). A través de la proteína animal ingerimos el 93 % de todas las sustancias tóxicas que existen en nuestra alimentación. Por si esto fuera poco, la leche y los lácteos nos obstruyen con la producción excesiva de flema. Por su parte, el gluten, presente en cereales como el trigo, el centeno y la cebada, nos anquilosa el sistema nervioso y el cerebro. Teniendo en cuenta el estado de las investigaciones, y en calidad de médico, debo recomendar una alimentación vegetariana e integral a todo el mundo, y recordar que cerca de un 80 % de los pacientes mejorarían su calidad de vida si además eliminasen el gluten de su dieta.

¿Qué alimentos son necesarios?

Desde luego, necesitamos los tres componentes principales de la alimentación en cantidades suficientes, pero, de nuevo, estas dependen de la edad. En edades más tempranas necesitamos más proteínas para construir nuestra estructura corporal; más adelante, nos bastará con mucha menos proteína y solo la cantidad de grasa y carbohidratos que quememos. El combustible suficiente y la pequeña cantidad de proteínas necesaria para mantener las estructuras corporales mediante el intercambio de moléculas deberían proceder de alimentos vegetales e integrales, como prueban muchos estudios.

Las personas más longevas y también más sanas sobre la faz de la tierra son los adventistas del séptimo día, que viven en la ciudad de Loma Linda, en el sur de California, donde —según el profesor Claus Leitzmann de Gießen— los hombres viven un promedio de 89 años y las mujeres, de 91 años. De acuerdo con su religión, se alimentan a base de vegetales y productos integrales en todas las etapas de su vida desde hace muchas generaciones. Los estudios demuestran que su dieta tiene grandes ventajas para la salud y la longevidad respecto a la dieta de sus hermanos creyentes que son solo vegetarianos, ventajas que son aún mayores respecto a la dieta omnívora a la que han vuelto algunos de ellos. Los adventistas del séptimo día que se alimentan con productos vegetales e integrales, además, también muestran resultados mucho mejores en cuanto a la esperanza, y sobre todo la calidad, de vida.

Al igual que los medicamentos, los alimentos también deberían devolvernos a nuestro centro y ayudarnos a vivir una vida plena. Pero eso no es lo que ofrecen la mayoría de los productos que hay en las estanterías de los supermercados. Los alimentos contienen restos de pesticidas, herbicidas y fungicidas, así como en la leche y sus derivados se encuentran restos de hormonas. Las aves están repletas de bacterias peligrosas, como la salmonela. A todo ello se le añade tal profusión de conservantes que en Estados Unidos, en veinte años, las tumbas del cementerio no serán necesarias, porque si un cuerpo se ha alimentado de conservantes durante toda una vida también se conservará mejor como cadáver.

Las patatas chips no alimentan

Muchos niños crecen con una alimentación que apenas puede considerarse digna de tal nombre. Las patatas chips no son realmente alimentos. La cantidad de patata que contienen suele ser bastante reducida en comparación con la de grasa de baja calidad, sal industrial y aromas artificiales. Los restaurantes tipo hamburguesería tampoco acostumbran a ofrecer alimentos de verdad. De hecho, el nombre «restaurante» resulta poco apropiado, porque en ellos no se puede ni comer ni restaurarse. Los productos deficientes que se venden en estos establecimientos contienen nutrientes y por lo general un exceso desorbitado de calorías, pero son un desastre en cuanto a micronutrientes y oligoelementos. Esto ocurre con todos los negocios de comida rápida, desde los *burgers* hasta los de *döner kebab*.

COMER CON ALEGRÍA Y PLACER

A la hora de comer, no solo es de vital importancia qué alimentos tomamos, sino también cómo y con qué actitud lo hacemos. Según la escuela de masticación del médico austríaco F. X. Mayr, cuanto más despacio y más mastiquemos, mejor. Si llevamos una alimentación basada en productos vegetales e integrales y lo masticamos todo hasta reducirlo a un zumo de fruta y verdura, le hacemos un gran favor a nuestro organismo, pues podrá seguir regenerándose y curándose mejor y con mayor rapidez. El ayuno intermitente verá sus maravillosos efectos potenciados si además de comer menos y con menor frecuencia, dedicamos más tiempo a masticar e ingerir la comida.

Cuando uno come de forma consciente, con alegría, agradecimiento y placer, es realmente capaz de sanar a través de sus rituales alimentarios. Ser conscientes de la comida significa preocuparnos por su origen, preguntarnos acerca de su trazabilidad y asegurarnos no solo de su buena calidad sino también de si procede de un comercio justo.

Sin duda, el gozo de la comida lo proporciona básicamente la estética con la que se presentan los platos, pero también los sabores y olores que emanan de los alimentos, así como sus colores y la frescura de su aspecto. Cuantos más colores presente el plato más probabilidades habrá de que sea equilibrado y nos aporte todo lo que necesitamos.

El agradecimiento surge cuando tomamos conciencia de que hoy en día no es tan fácil tener acceso a comida de buena calidad, así que debemos estar agradecidos por ella. Nuestra gratitud podría extenderse a la Madre Tierra, que hace crecer el alimento, así como a aquellos que han cultivado y recolectado los frutos del campo y los han preparado para cocinar platos deliciosos.

De todos estos aspectos se derivan la cultura y la gastronomía, y la alegría de vivir. Como requisitos, hay que dedicar a la comida el tiempo suficiente y mucho amor, así como la mencionada conciencia.

¿QUÉ HACER CUANDO...? LAS MEJORES ESTRATEGIAS

¿Qué hacer cuando tenemos un hambre atroz?

Cuando sufrimos un ataque de hambre atroz tenemos dos posibilidades: aguantar o rendirnos. Rendirse no supone ninguna catástrofe para el ayuno intermitente, siempre que se trate de una excepción. El problema no es si un día comemos según el modelo 16:8 o según el 12:12, aunque lo cierto es que el ritmo 16:8 es más recomendable a largo plazo. En mi caso personal, y teniendo en cuenta mi flexibilidad, ya conocida y aceptada, puedo permitirme satisfacer esos ataques de hambre o simplemente posponer un día el programa que me había propuesto. Sin embargo, existe el riesgo de que a la larga el programa se disuelva por completo y el ayuno intermitente se reduzca a un mero tema de conversación, en lugar de vivir o comer conforme a él.

En vista de ello, sin duda, el «aguantar» presenta ventajas frente al «rendirse», pero ambos tienen su tiempo y su calidad. Para aguantar debería ponerse nuevamente a prueba la motivación, es decir, nuestras razones y nuestras expectativas. Además, es aconsejable prestar atención a los conflictos que tenemos con las excusas. Por supuesto, durante el ayuno el hambre ataca nuestros objetivos y nuestras expectativas. Quizá reforzarlos y recargarlos sea suficiente para superar el ataque. Por lo demás, también puede utilizarse el hambre para averiguar qué tipo de hambre «vital» se esconde en ella. Un ataque de hambre intensa podría llevarnos a conocer mejor nuestra pereza, que siempre acecha mientras no se haya domesticado poco a poco mediante disciplina y perseverancia, hasta que su voz se convierta en nuestra propia voz interior, la del médico interior o incluso la de la Madre Tierra.

De momento es importante, e incluso decisivo, darse cuenta de que el propio metabolismo a veces escucha más a ese cancerbero interior que a nosotros mismos o a nuestro propio yo. Al fin y al cabo, debemos ser conscientes siempre de dónde estamos y actuar en consecuencia. No sirve de nada fingir que hemos alcanzado un nivel muy avanzado de nuestro desarrollo si todavía tenemos alrededor del cuello la cadena de ese cancerbero de la pereza, en lugar de mantenerlo a raya. En el sistema de desarrollo del tarot con sus veintidós arcanos mayores, en la cuarta posición hallamos a un emperador sentado sobre un cubo. Esta imagen expresa la idea de poseer de forma verdadera bienes y materiales, en lugar de ser poseído. Así pues, el cuerpo debería aprender cuanto antes en su proceso de desarrollo que debe servir al espíritu y a la conciencia. A menudo lo ignora, y la pereza trabaja por su cuenta para que siga siendo así. El ayuno intermitente es una oportunidad fantástica para entrenar la disciplina y la capacidad de resistencia, y puede prestarnos una ayuda enorme a la hora de adiestrar la pereza o transformarla en una voz interior que sea de fiar.

En el plano físico, como ya hemos visto, se recomienda beber mucha agua de buena calidad, ya que si el estómago está lleno no envía señales de hambre.

Otro truco es dar prioridad a las proteínas frente a los carbohidratos en las comidas, ya que no alteran el nivel de insulina, pues si esta sube, la quema de grasas se detiene al instante, pero además puede provocar un ataque de hambre atroz una vez se agote. Otra ventaja de las proteínas es que, en relación con su valor nutricional, sacian por mucho más tiempo. Por tanto, resultan ideales los platos con altramuces azules, cuyo contenido en proteínas es el más alto de todas las legumbres y apenas contienen carbohidratos ni grasas. Para aquellos que deseen adelgazar, será adecuada una cena cetogénica, ya que con ella la quema de grasas proseguirá sin obstáculos y se obtendrá una sensación de saciedad que mantendrá el hambre alejada hasta la hora de acostarse. Este es también el secreto de dietas como la de «adelgazar durmiendo».

El mal humor causado por la falta de comida

Tal vez el combustible que estamos consumiendo, y que el metabolismo recibe durante el ayuno, no sea el adecuado —según haya sido nuestro estilo de vida hasta ahora— y esté provocando irregularidades en el rendimiento y el estado de ánimo. Una comparación para que la idea quede clara: si la gasolina es mala, el rendimiento de un automóvil disminuirá. Así pues, si uno se ha alimentado mal en los últimos tiempos o ha tomado medicamentos o estimulantes durante mucho tiempo, los restos de estas sustancias se habrán almacenado en su tejido adiposo, una parte del tejido conjuntivo, de modo que sufrirá «incidentes» o molestias. Con la progresiva descomposición de este tejido, dichas reservas llegan al metabolismo y se ponen de manifiesto de distintos modos, sobre todo a través de un estado de ánimo desagradable.

Pero esto también puede atribuirse a que el organismo aún no se haya acostumbrado al proceso del ayuno y que este lo estrese, de manera que la serotonina, la hormona del bienestar, se habrá agotado enseguida. Esto podría remediarse con un suplemento rico en L-triptófano, el mencionado Take me® - Glücksnahrung, que yo tomo desde hace muchos años cada mañana en ayunas, veinte minutos antes de la primera comida. Es preciso tomarlo en ayunas para que el aminoácido L-triptófano pueda atravesar sin problemas la barrera hematoencefálica para convertirse en serotonina en el cerebro. El proceso no causa buen humor de por sí, pero aumenta las reservas de esta hormona del bienestar. Si más tarde se da la ocasión de disfrutar del bienestar y el buen humor, el organismo podrá permitirnos tal experiencia mediante los neurotransmisores correspondientes.

Dolor de cabeza, falta de concentración y otros

El dolor de cabeza, uno de los efectos secundarios del ayuno, suele estar causado por la abstinencia del café. Por eso, como ya se ha indicado, es recomendable eliminar el consumo de café un par de días antes de empezar con el ayuno. Como es lógico, esto no puede hacerse con el ayuno intermitente en días alternos, de manera que un solo traguito de café será suficiente para aliviarlo. En general, el café no representa ningún problema durante las fases de comida del ayuno intermitente, después de la comida, mientras el estómago aún esté lleno.

La falta de concentración no es muy habitual y suele durar poco, porque, de hecho, al suprimir el gluten la capacidad de concentración mejora bastante. Uno de los motivos de la falta de concentración puede ser —como hemos explicado al hablar del mal humor— que el combustible malo usado en el pasado haya llegado al metabolismo. En tal caso, tendremos que hacer de tripas corazón y estar contentos de poder liberarnos de estas reservas y cargas del pasado.

¿Qué pasa si peco?

Con los ayunos intermitente, pecar no supone un gran problema, porque puede proseguirse como si nada al día siguiente y recuperar la perseverancia. Cuando me he propuesto comer según el modelo 16:8 pero lo he cambiado al 12:12 o, comiendo de noche lo he desbaratado del todo, el día siguiente me ha brindado una nueva oportunidad. Ahora bien, alguien que peque constantemente quizá deba replantearse si quiere seguir cediéndole las riendas a la pereza o si prefiere, en la siguiente ocasión, seguir pidiendo la palabra una y otra vez en el debate, hasta que las riendas caigan en sus manos. Para ello deberá pararle los pies a la pereza cuando se presente, y el ayuno intermitente ofrece muchos buenos momentos para lograrlo.

Cómo lidiar con escépticos y saboteadores

En primer lugar, debemos distinguir entre escépticos internos y externos, aunque hay que tomarse mucho más en serio a los internos. Si alguien duda de sí mismo y de su éxito debería replantearse su motivación, y quizá volver a leer el capítulo sobre los estudios científicos y consultar otros resultados científicos. Una buena idea es buscar un grupo para iniciarse que le sirva de apoyo e incluso lo arrastre y fomente su perseverancia. En los grupos de ayuno de TamanGa hace años que no veo ningún caso de abandono, al menos no a causa de problemas con el ayuno.

La pereza es un saboteador de primera clase, lógicamente. Gracias a la libertad de que goza en la vida de su dueño, es capaz de causar todo tipo de molestias e incluso provocar el fracaso total. El ayuno supone un gran peligro para ella, pues tras los tres primeros días la dejará bastante fuera de juego. Por eso es posible que en esos días intente llamar la atención con más fuerza. Durante el ayuno intermitente cada día es el primero, y en este sentido la pereza puede echar chispas y producir una cantidad pasmosa de excusas. Conocerla nos permitirá recibir sus acometidas con una sonrisa de satisfacción.

EL AYUNO INTERMITENTE EN EL DÍA A DÍA Y EN SITUACIONES ESPECIALES

Si uno es capaz de alternar variantes distintas del ayuno intermitente con cierta flexibilidad no tendrá nada de que arrepentirse, sino más bien al contrario. Por ejemplo, el día que toque ayunar podrá ahorrarse el menú del comedor, en general no demasiado bueno. Cuando por motivos sociales o por necesidad de comunicación quiera sentarse a la mesa, puede hacerlo con un vaso de zumo o agua. El ayuno está tan extendido actualmente que nadie se escandalizará por ello. Como mucho, alguien que sufra sobrepeso y no consiga hacerlo tratará de proyectar su frustración en los demás. También es posible practicar otras variantes, por ejemplo, las caminatas de ayuno, que ofrecen una oportunidad inigualable de combinar el ayuno con el ejercicio para la buena forma física y la figura. Estos aspectos son los que le ayudarán a avanzar con éxito por el camino del ayuno intermitente.

El ayuno intermitente en el trabajo

Este tipo de ayuno no supone ningún problema en el trabajo, ya que con el ayuno intermitente no se da una desintoxicación tan profunda que provoque mal aliento o efectos similares que puedan resultar molestos. Este tipo de reacciones empiezan tras dos o tres días seguidos de ayuno. Dichos efectos secundarios al principio del ayuno deberán tenerse en cuenta cuando se trate con pacientes o clientes a distancias cortas, como hacen, por ejemplo, dentistas o esteticistas. Los días de ayuno aislados no causan esta clase de inconvenientes y, por lo demás, no presentan otros efectos negativos. Al contrario, favorecen la concentración y proporcionan una sensación de ligereza y de relajación.

Es importante beber mucha agua en el trabajo. Si sus compañeros se extrañan de que beba tanta agua de manantial de repente, adopte una actitud proactiva. Por ejemplo, puede proponer una cata de aguas. Quizá esto abra una vía de solidaridad entre los compañeros, y los que vayan en coche se presten a suministrar el agua a los que van en autobús o en bicicleta. Incluso podría ayudar a que los demás mejoren su calidad de vida. Disponer de agua de buena calidad en el trabajo será muy útil para todos, y también para el trabajo. Cada uno podrá tener su marca favorita (de manantial), y ello servirá para que se sientan más unidos, ya que tendrán algo en común que, a la vez, subraya la individualidad de cada uno, una circunstancia óptima para alcanzar el éxito conjunto. Si además la iniciativa fomenta la salud será doblemente útil, sobre todo si en ella participan los jefes. Tal vez así el campo del ayuno breve pueda extenderse también al lugar de trabajo. Ayunar juntos crea unión y refuerza el sentimiento de grupo.

Tampoco debería representar ningún problema el sustento para el día. Si, por ejemplo, prepara un batido grande por la mañana y se bebe la mitad, puede llevarse al trabajo la otra mitad. Quizá la pausa del café se convierta en una pausa del batido a la que cada uno lleve su propio suministro de verde, de manera que surja un sabor común interesante. Los batidos verdes nos despejan de una manera muy distinta al café, pero no hace falta que uno sustituya al otro.

ESPECIAL: OTRAS FORMAS DE AYUNO INTERMITENTE

La idea del ayuno intermitente se puede extender mucho más allá del tema de la alimentación, pues es un concepto maravilloso que aporta variedad e impulsos a nuestro desarrollo vital. Por ejemplo, pruebe a hacer ayuno de teléfono móvil por la mañana, y de esta manera recuperar la mejor parte del día. Y si alarga este ayuno a 23 horas diarias, recuperará casi toda su vida y estará preparado para un ayuno de teléfono móvil mucho más prolongado, o de microondas, como hago yo desde hace décadas. Con ello vivo mucho mejor de lo que podría haber imaginado. ¡Basta con probarlo una vez y recoger los frutos! Las atrocidades que causan los campos de microondas —como muchos estudios han demostrado—, desde el atontamiento digital hasta tumores cerebrales, pueden evitarse fácilmente alejándolos de nuestro cerebro y de nuestro cuerpo en general.

El ayuno de televisión también resulta muy saludable. Una noche sin televisión, es decir, un día entero sin televisión, podría ser una bendición para los nervios. También cabe limitarnos a una película por noche, una especie de ayuno intermitente de televisión. Esto, además de aliviarnos, seguramente nos enriquecerá, pues así —como antiguamente— se abre una variedad de posibilidades que reduce la cantidad para ganar en calidad.

El ayuno de coche supone un reto que podría ahorrarnos mucho tiempo y nervios, además de beneficiarnos en gran medida. Un día de ayuno de coche a la semana puede convertirse en un hábito más frecuente una vez que se le haya tomado el gusto.

Cuando tenía cincuenta años sufrí un accidente de coche grave. Desde entonces, solo conduzco en caso de necesidad. A veces me lleva mi asistente y a veces tomo el transporte público. Es sorprendente cuánto tiempo puede uno llegar a perder con el autobús, el metro, etcétera, en países como Alemania o Austria, por no hablar de los retrasos y los transbordos perdidos. En cambio, Suiza, que es mi país de adopción, es un ejemplo en cuanto a la puntualidad del transporte público. En cualquier caso, gano mucho tiempo para leer, escribir y meditar.

El ayuno de hablar plantea un reto aún mayor, que a muchos les beneficiaría enormemente, y en nuestro seminario «Ayuno, silencio, meditación» lo proponemos dos veces al año. Es fácil probar con días de silencio aislados en cualquier momento.

Por otro lado, recomiendo practicar de inmediato el ayuno de «cotilleo». Esto significa que, cada vez que sintamos el impulso de hablar, le preguntemos al guardia que hay en las puertas del sentido si aquello que quiere salir tiene algún valor. ¿Nos servirá de algo a mí y a los demás? ¿O solo se trata de contaminación acústica ambiental? Hay un poema inglés que resulta inspirador en este sentido:

Great people talk about ideas,
Average people talk about events,
Stupid people talk about people.

La gente extraordinaria habla sobre ideas,
la gente mediocre habla sobre acontecimientos
y la gente estúpida habla sobre otra gente.

El ayuno intermitente en vacaciones y de viaje

Cuando estamos de viaje, el ayuno a corto plazo no plantea la menor dificultad, sino más bien al contrario, pues nos brinda más tiempo para nuevas experiencias, encuentros e impresiones. Aquí la flexibilidad nos será especialmente útil e inspiradora para no tener que rechazar invitaciones inesperadas y disfrutar de los planes espontáneos; siempre podemos aplazar el día de ayuno. Cuando estemos en ruta, este tipo de ayuno también nos permitirá ahorrar dinero.

Si resulta que estamos en un hotel que ofrece comida fantástica, podemos pasar del ayuno durante nuestra estancia o llegar a un acuerdo con los hoteleros. Por ejemplo, quizá accederán —con un poco de buena voluntad— a no servir desayuno los días pares y en cambio ofrecer pensión completa los impares. Vale la pena intentarlo, a veces descubriremos —en el peor de los casos— que al final no era el mejor hotel, o el más adecuado.

El ayuno intermitente en fiestas y celebraciones

Cuando haya fiestas y celebraciones, yo recomendaría aplazar el programa de ayuno y participar en ellas. Y es que tras ponerse las botas en opíparos banquetes y bufés orgiásticos resulta mucho más fácil y agradable realizar un día de desintoxicación. En cambio, en este tipo de reuniones es bastante inoportuno hacerse el «apóstol del ayuno».

Ya en tiempos bíblicos, Jesucristo lo consideraba una trampa. En el Evangelio siempre recuerda a sus apóstoles que no deben ir aireando su ayuno. Incluso les recomienda que celebren en lugar de ayunar cuando él esté presente. Su mensaje es alegre, pues la palabra «evangelio» significa 'la buena noticia'. El «personal de tierra» de la Iglesia, sin embargo, lo ha convertido en un discurso mojigato y el aspecto positivo prácticamente ha caído en el olvido. De hecho, fue el mismo maestro quien, en las bodas de Caná, convirtió el agua en vino. Así pues, ni siquiera la autoridad más elevada de la cultura y la religión cristianas se opone a las fiestas y celebraciones, sino más bien al contrario.

Hildegard von Bingen, la gran antecesora del ayuno canonizada en 2012, dijo que con el ayuno se podían expiar 29 de los 35 pecados que ella conocía. También dijo: «Cuando toca ayuno, ayuno; cuando toca perdiz, perdiz». Es probable que, en vista de los estudios actuales sobre la carne de ave, la santa hoy formularía de otro modo la idea sobre el placer del que se prescinde. Sea como fuere, la monja se lo pasaba la mar de bien con sus hermanas y las animaba a bailar y festejar.

Hildegard von Bingen consideraba como única excepción la rigurosa vestidura del traje de ceremonia, de un modo similar a como lo hacen las hermanas de Maryknoll actualmente. Así que estamos convencidos de que el ayuno intermitente no ha de conducirnos a un ascetismo prolongado, sino que más bien ha de servirnos para llevar una vida plena, como Cristo aconseja explícitamente.

El ayuno intermitente durante la enfermedad

El ayuno a corto plazo será útil en caso de enfermedad dependiendo de cuál sea el diagnóstico y su gravedad. En muchos casos, el ayuno ayuda de una manera sostenible —como acabamos de oír decir a Hildegard von Bingen—, en especial el ayuno un poco más prolongado. Tanto los animales como los niños tienden de manera natural al ayuno cuando están enfermos, y les surte un gran efecto curativo, en cualquier caso mejor que el de la que se acostumbra a llamar buena comida. El ayuno intermitente sirve para descongestionar en la mayoría de las enfermedades y por ello se recomienda mantenerlo al menos cuando hay incidentes patógenos, e incluso ampliarlo y hacer un ayuno más prolongado que ayude al cuerpo a eliminar mejor los síntomas.

Esta es una gran ventaja para los ayunadores: no solo ganarán independencia y libertad, sino que además podrán iniciar el ayuno siempre que quieran. Gracias a la flexibilidad se pueden hacer días de ayuno aislados. Si, por ejemplo, a uno le parece que la oferta culinaria del día deja mucho que desear, puede avanzar el día de ayuno y ahorrarse el mal trago.

El ayuno intermitente durante el embarazo y la lactancia

Es cierto que el ayuno a largo plazo no resulta adecuado durante el embarazo ni la lactancia, ya que el bebé se alimenta a través de la sangre materna, y esta puede estar contaminada de sustancias dañinas que se liberan durante la desintoxicación que produce el ayuno intermitente.

Sin embargo, la cosa cambia mucho con el ayuno intermitente, y por ello está permitido. De todas maneras, es absolutamente indispensable que tanto la madre como el hijo estén provistos de todos los nutrientes necesarios para la formación y el desarrollo en las cantidades apropiadas. Hoy en día, la ginecología moderna sostiene que la madre solo debe ganar el peso correspondiente al bebé y al líquido amniótico. Una madre que, aparte de darle a su hijo cariño y atención, durante las comidas se alimente lo suficiente y además lo haga con productos vegetales e integrales, le estará haciendo un enorme favor al niño.

En resumidas cuentas, yo no recomendaría un período largo de ayuno en ningún momento de la formación del bebé —como el embarazo—, y añadiría que solo convendría realizar variantes moderadas del ayuno intermitente, por ejemplo, el modelo 12:12, o como máximo el 16:8. Tampoco considero adecuados los días enteros de ayuno. En cambio, soy muy partidario de que durante el embarazo y la lactancia se lleve una alimentación equilibrada, vegetariana e integral, como también recomienda la organización para la alimentación más grande del mundo, la ANA, o American Nutrition Association, para todas las etapas de la vida humana.

EL EJERCICIO COMO PROGRAMA DE APOYO

Aunque a menudo se dice que el ejercicio siempre es saludable, esto no es del todo cierto. Debe practicarse el tipo de ejercicio adecuado. Pero sí es cierto que las actividades de balance de oxígeno, que trabajan y refuerzan el sistema cardiovascular, son beneficiosas para casi todo el mundo.

Se recomiendan los ejercicios de fortalecimiento sobre todo para los músculos abdominales, porque desarrollarlos contribuye a mejorar la digestión. Y es que si al respirar uno no empuja la barriga hacia delante como si fuera un tambor, sino que masajea los intestinos con el diafragma gracias a una pared abdominal firme, se favorecerá la actividad digestiva.

Los estiramientos son especialmente aconsejables cuando los músculos están sobrecargados, como por ejemplo los de las piernas de los que dan muchas vueltas. De media, un alemán camina un mínimo de 4,5 kilómetros al día; por supuesto, el ama de casa mucho más que el director de empresa. Pero ambos podrían mejorar su movilidad con unos ejercicios de estiramientos.

El movimiento nos sienta especialmente cuando hacemos algo que nos gusta y que no provoca resistencia alguna, de manera que podemos practicar una determinada actividad regularmente.

Un tipo de ejercicio que se complementa muy bien con el ayuno intermitente es la gimnasia consciente, ya que, al igual que el ayuno, conecta el cuerpo con la conciencia. Así como el ayuno no solo afloja el cinturón, sino que también amplía la conciencia, la gimnasia consciente dilata la conciencia con la ayuda del cuerpo. Para esto sirven unos ejercicios sencillos (véase el recuadro) que al principio pueden resultar un poco extenuantes para el sistema nervioso, pero que se aprenden sin dificultad.

EJERCICIO: EL OCHO

Un ejercicio fantástico para hacer una pausa después de pasar noventa minutos concentrados en una actividad de escritorio es el del ocho. Primero, dibuje un ocho vertical en el aire con la mano derecha; después, dibuje en el aire con la mano izquierda un ocho en posición horizontal, y después, haga ambos al mismo tiempo. Quizá no le salga bien al principio, pero mientras lo practique, su cerebro estará trabajando para crear nuevas conexiones neuronales y sinapsis y poder cumplir con la tarea asignada.

Cuando logre dibujar los dos ochos a la vez, habrá llegado el momento de cambiar de ejercicio. Por ejemplo, puede probar a dibujar con la mano derecha un círculo y con la izquierda un triángulo. Intente ajustarse a formas preestablecidas y no dibujar figuras inventadas para hacer que su cerebro trabaje y se desarrolle.

Ejercicio a diario

Lo ideal es que el ejercicio esté integrado en nuestra vida cotidiana, no hace falta hacer una excursión por la montaña o una maratón. Todo lo que se salga del estado de reposo figura en la lista de beneficios para el cuerpo. El ejercicio diario —como su nombre indica— ha de hacerse cada día y tiene la ventaja de que en su mayor parte se hace como de pasada, así que no genera la necesidad de recompensarlo con comida. Ir al trabajo andando o en bicicleta de manera habitual conlleva una quema de calorías y una mejor forma física.

Tan solo con evitar los ascensores y las escaleras mecánicas, uno puede perder un par de kilos, aunque no sea de inmediato, y ponerse más en forma en cuestión de un año. Este tipo de ejercicio integrado en el día a día cada vez se practica menos y está más infravalorado, a pesar de que tiene efectos muy positivos.

Por lo general, los pocos artesanos que quedan se siguen moviendo mucho mientras trabajan, si bien siempre suelen utilizar los mismos grupos musculares. Es preciso estirar estos músculos y estimular el resto para equilibrar el cuerpo. Dependiendo del trabajo que se desempeñe, convendrá realizar un programa de ejercicios completo, y el ayuno intermitente será su complemento ideal.

El yoga y otras formas de ejercicio suave

Este maravilloso arte del movimiento indio se ha vuelto a poner de moda después de pasar años en el olvido. En la actualidad se practican muchos tipos de yoga distintos, y cada vez hay más variantes. Cuando se practica yoga, hay que asegurarse de que las asanas o posturas nos proporcionan una satisfacción y que nuestro cuerpo se siente bien tras el ejercicio. El ayuno intermitente puede servir de apoyo para el yoga, ya que el organismo ayunador es más elástico y flexible. Esto podría deberse a que durante el ayuno el cuerpo tiende a desacidificarse, sobre todo si entremedias se consumen alimentos vegetales e integrales, que también desacidifican. Un cuerpo sin hiperacidez no duele, y al hacer ejercicio esto se nota más. Así pues, el ayuno intermitente y el yoga se complementan de fábula y pueden propiciar una sinergia fantástica.

Sin embargo, en el amplio campo del yoga han aparecido recientemente nuevas formas adaptadas a las preferencias occidentales, como el Ashtanga yoga. Dado que responde al arquetipo masculino, este tipo de yoga no va tan bien con el ayuno, más vinculado al arquetipo femenino del dejar que las cosas sucedan. Las variantes que más bien recuerdan a los deportes de fuerza y se usan —sobre todo por parte de los hombres— para desarrollar músculos sin duda tienen su razón de ser y su utilidad, pero no son tan adecuados para el ámbito que estamos tratando.

Otros ejercicios orientales como el taichí y el chi kung tampoco son muy útiles para el sistema cardiovascular pero resultan ideales para las articulaciones, e incluso estimulan la producción de los llamados líquidos sinoviales, para que los movimientos suaves y fluidos que los caracterizan se produzcan sin obstáculos. Aquí podría aplicarse el dicho norteamericano *Use it or lose it* ('O lo usas o lo pierdes'). Si le exigimos un movimiento fluido, el organismo engrasará o lubrificará su «maquinaria» para poder realizarlo.

Deporte de resistencia

En lo que concierne a la salud, el ejercicio aeróbico es la disciplina reina de los deportes occidentales. Con él no se ganan competiciones ni medallas, pero es ideal para reforzar el sistema cardiovascular y mantenerse en forma. Y por supuesto, también lo es para el ayuno, sobre todo si además nos aporta una satisfacción. Por desgracia, las personas competitivas no encuentran ninguna diversión en la mayoría de los ejercicios de este tipo, que son, por ejemplo, correr por el bosque, hacer jogging, nadar, patinar, remar, bailar o ir en bicicleta. Estos deportes ayudan a estimular la respiración y a recibir suficiente aire a través de la nariz.

Las artes marciales no son adecuadas para aumentar la resistencia. Jugar al golf, por ejemplo, tampoco lo es en absoluto; las malas lenguas dicen incluso que en el golf se utilizan pocos músculos más que para hurgarse la nariz. Montar a caballo es un buen deporte de resistencia, pero solo para los caballos. Los jinetes también deberían moverse después de que se haya movido su caballo.

Ayunar y caminar

Ayunar y caminar es una combinación perfecta de ayuno y ejercicio de resistencia, también con el ayuno intermitente. Por supuesto, durante un día de ayuno se puede salir a dar una caminata más o menos larga. La combinación de ayuno y ejercicio de resistencia tiene efectos muy saludables que se han demostrado científicamente.

La estupenda sinergia de ayuno y movimiento también es una buena manera de prevenir y tratar el alzhéimer y en general todas las enfermedades asociadas con el envejecimiento.

EL AYUNO INTERMITENTE PARA TODOS

En efecto, el ayuno diario —al que se refieren la palabra «des-ayuno» y el término inglés *breakfast*, como vimos al principio del libro— es normal y saludable para cada uno de nosotros. Se corresponde con los antiguos ritmos con los que los humanos han ido desarrollándose a lo largo de la evolución, pues proporciona cada día una dosis abundante de la hormona del crecimiento HGH, que alegra el ánimo, y mantiene un equilibrio entre reposo y actividad, al menos en lo que al sistema digestivo se refiere.

PLANES DE COMIDA PARA PERÍODOS DE AYUNO

Los planes de ayuno pueden tener cierto sentido, pero los planes de comida miden a todas las personas con el mismo rasero, lo cual según mi experiencia no hace justicia a cada individuo y puede resultar incluso dañino. Somos demasiado distintos para ajustarnos a un plan fijo. A pesar de ello, a la gente le encantan los planes, seguramente porque así no tienen que pensar por su cuenta. Por eso las revistas y los libros están llenos de planes. A lo largo de muchos milenios, nuestro cerebro, como auténtico devorador de energía, ha aprendido a ahorrar empujado por la falta constante de alimento, y por ello —siempre que sea posible— evita pensar. Lo que ocurre, una buena noticia que aún no se ha extendido, es que aquello que era útil hace milenios hoy ya no lo es porque tenemos suficiente combustible también para las exigencias del cerebro, y podemos pensar en cualquier momento. De hecho, esto reduce el sobrepeso y previene el síndrome metabólico y la diabetes tipo 2. Así que se corresponde a la perfección con los tiempos modernos.

Justamente esa es una de las ventajas del ayuno intermitente, dejarse guiar de forma libre e individual durante este tiempo e ir limando las durezas con la misma flexibilidad. El ayuno intermitente, en su versión más sencilla, ni siquiera depende del tipo y la calidad de la alimentación que se consuma, como promueve el ayuno a intervalos o el programa «10 en 2» de Bernhard Ludwig.

¿Qué sentido tendría establecer unas normas estrictas también durante las horas de comida? Es mucho más importante y útil descubrir cuál es nuestro tipo de alimentación personal y adaptar las comidas según convenga. Por ejemplo, el tipo frío necesita comidas y bebidas que lo calienten, como sopas de curri o infusiones de jengibre, o subir su «temperatura de funcionamiento» con tubérculos.

En cambio, esta clase de alimentos le irían muy mal a un tipo caliente, el cual debería enfriar su temperamento con infusiones de menta o una cerveza tipo Pilsen y canalizar el exceso de calor con cítricos y alimentos crudos. Este ejemplo sencillo nos da una idea de lo inadecuados que son los planes de comida uniformes para todo el mundo. No se ajustan a las necesidades de los distintos tipos y suponen más bien un obstáculo a la hora de encontrar el menú más adecuado para cada uno.

De todas maneras, siempre es mejor contar con algún plan que ir actuando sin plan ninguno, pero este debería ser personalizado y tener en cuenta la cantidad de «calor» de cada persona. En general, hoy en día estamos mucho más fríos que nuestros antepasados de hace cincuenta años: en casi medio grado. Poca gente alcanza los clásicos 37 grados de temperatura corporal normal. Y la temperatura corporal es muy importante.

Con cada grado de fiebre se duplican nuestras defensas, mientras que con cada grado de hipotermia se reducen a la mitad. En mi opinión, esta podría ser una de las causas de muchas inflamaciones crónicas y de otros conflictos inflamatorios sin resolver.

En este sentido, a casi todos nos haría bien calentarnos de nuevo, y la alimentación es un factor decisivo para ello. Por ejemplo, se aconseja mucho consumir tubérculos y más especias calientes, es decir, picantes, así como determinadas hierbas aromáticas. Pero este es solo un aspecto del consumo de calor. También resulta beneficioso el consumo pasivo de calor, como se hace en una cabina de infrarrojos, en la sauna o en el *tepidarium*, una habitación caliente. Asimismo, el movimiento aporta más calor y evita esa sensación vital gélida que se está generalizando. A muchos les pasa que su propia vida los deja fríos.

Sin duda, lo mejor es atizar de nuevo el fuego del entusiasmo, arder en deseos de descubrir las cosas más esenciales o, aún mejor, encender la llama del amor por otra persona en nuestro corazón. Cuando ayunamos, la necesidad de calor se acrecienta, ya que al no ingerir energía desde fuera nos sentimos todavía más fríos.

Sin embargo, la cosa es mucho más compleja de lo que parece, y por eso los planes de comida no funcionan. El calor no es el único factor que ha de tenerse en cuenta para alimentarse según el tipo de cada uno, pues hay otros criterios que nos diferencian sustancialmente a unos de otros.

Por ejemplo, los tipos secos necesitan más humedad, y los más húmedos, mayor cantidad de alimentos secos. Las personas que tienden a segregar más mucosidad, como en el caso extremo de la fibrosis quística, no han de consumir más flema con la alimentación. En general, debido a la gran ingesta de leche y productos lácteos, todos presentamos un exceso de mucosidad y deberíamos evitar por completo estos productos, también por otros muchos motivos de salud.

No todos los tipos precisan las sustancias amargas, aunque sí suponen un regalo para casi todos los hígados. Como preferimos lo dulce a lo amargo, los alimentos amargos están casi demonizados en nuestra alimentación y apenas se cultivan, para la desgracia del hígado y todo el aparato digestivo. Algunas verduras de hoja verde, como la rúcula, han perdido casi todos los componentes amargos por el camino. Hace tiempo que la variedad italiana, que carece de las sustancias amargas, ha sustituido a la original, cultivada por un horticultor alemán en la Baja Baviera.

Resulta muy fácil y divertido averiguar qué nos sienta mejor mediante pruebas de degustación. Tras una semana entera de ayuno, nuestras papilas gustativas estarán totalmente recuperadas y realizarán con mayor eficacia su función. De este modo aumentará la posibilidad de que lo que más nos guste sea también lo que mejor nos siente y lo más saludable para nosotros. Porque, sin duda, con el ayuno se va desarrollando nuestra voz interior, que puede ayudarnos a saber qué contribuye en mayor medida a nuestra salud y a nuestro bienestar general.

EL AYUNO INTERMITENTE PARA LOS QUE DESEAN ADELGAZAR

Tanto el ayuno como el cambio de alimentación son recomendables para los que quieran adelgazar. Para este fin resulta ideal el ayuno a intervalos, es decir, ayunar un día sí y otro no. En resumen, se trata de una ventana de alimentación de 12 horas seguida de un período de ayuno de 36 horas. Si se limita la ventana de alimentación a 8 horas, el período de ayuno aumentará a 40 horas, lo cual será aún más efectivo, y no demasiado difícil de aplicar. Es más, incluso ayunar solo durante dos o tres días fijos a la semana es un buen camino para alcanzar el peso ideal. La ventaja de ayunar tres días es que se puede conservar el ritmo de siete días.

Por otro lado, pasarse a la alimentación vegetariana e integral es igualmente fundamental para obtener un éxito duradero.

Si el ayuno funciona durante unas semanas, debemos intensificar el programa de adelgazamiento para alcanzar nuestro peso ideal, y para ello el siguiente paso consistirá en eliminar también la proteína animal, siguiendo el código de la Peace Food, así como el gluten, que no solo es difícil de digerir, sino también poco saludable. Pero no hay que temer, pues nos quedan aún muchos productos que comer, como el arroz y el mijo, la avena (sin gluten), la quinoa, el amaranto o el maravilloso trigo sarraceno. No he comido un pan más delicioso que el pan sin gluten que hacemos en el centro TamanGa.

Con estos tres pasos, ayuno, cambio de alimentación y descubrimiento de los componentes espirituales —si se mantienen con perseverancia—, es posible obtener resultados increíbles y, sobre todo con el tercer paso, duraderos, para conseguir el peso y la figura ideales. El creciente bienestar y las mejoras en la salud nos seguirán motivando. Otra opción es hacer nuestro curso online supervisado «Reto del peso ideal», que ofrecemos en primavera y en otoño.

AYUNO INTERMITENTE PARA LOS QUE SE PREOCUPAN POR SU SALUD

En este caso, recomiendo empezar con una semana de ayuno, sea guiándose con un libro, sea participando en una semana de formación en el centro TamanGa, sea siguiendo uno de los cursos online que el centro ofrece.

El motivo por el que aconsejo un ayuno largo para comenzar es que el organismo se adapta por completo al ayuno y los procesos regenerativos medicinales deseados son mucho más intensos. Dado que se renueva una buena parte del sistema inmunológico, como Valter Longo demostró, los ayunadores se sumergen en una especie de fuente de juventud.

No obstante, este cambio tan profundo se manifiesta en una serie de reacciones al ayuno durante los primeros tres días, y a veces también en el séptimo día, conocido como el día de crisis. Por lo general, estas reacciones no se producen en el ayuno intermitente.

En definitiva, a los que se preocupan por la salud se les propone el mismo programa que a los que quieren adelgazar, con la excepción de algunos puntos que se pueden suavizar. Por ejemplo, si nuestro peso corporal ya está equilibrado, un día de ayuno a la semana tal vez sea suficiente, aunque ayunar dos será más saludable todavía.

INFO: ¿AYUNO INTERMITENTE TAMBIÉN PARA ANIMALES?

Muchos propietarios de perros fijan un día de ayuno a la semana para sus queridas mascotas, y lo hacen por cariño, para que vivan una vida más larga y saludable. Es seguro que si los dueños los acompañan en esta práctica se creará entre ellos una clara conexión. No obstante, hay que preguntarse hasta qué punto el perro está ayunando por voluntad propia. Si lo hace contra su voluntad, en realidad estará pasando hambre, cosa que no es tan ideal. Sin embargo, desde un punto de vista científico no cabe duda alguna de que una alimentación escasa y períodos de hambre regulares prolongan considerablemente la esperanza de vida de los animales, y todo parece indicar que estos resultados pueden aplicarse también a los humanos.

En cualquier caso, las pausas en el régimen de comidas suelen sentarles estupendamente a los perros. Pero cuando el programa de ayuno se lleva al extremo, como vi que se hacía en Groenlandia, donde los inuits daban de comer a los perros de trineo solo una vez por semana, entonces puede hablarse de maltrato animal. Estos perros de trineo estaban tan muertos de hambre que sin duda eran buenos cazadores, pero cuando quedaron libres formaron una manada peligrosa. Se pusieron tan agresivos que los inuit tuvieron que dispararles.

El ayuno diario también es importante para los que quieren adelgazar. Cuanto más se alargue este período de ayuno, más se adelgazará y mayores serán los beneficios para la salud. Así pues, el ritmo 16:8 es mucho más saludable que el 12:12, aunque siempre será mejor este último que estar comiendo constantemente, como se hace hoy en día y como promueve el irresponsable sector publicitario.

Para continuar, recomiendo a las personas que se preocupan por su salud que trabajen los síntomas que hayan podido quedar con la ayuda del libro *La enfermedad como símbolo*.

AYUNAR DURANTE LA ENFERMEDAD

En el capítulo «Beneficios del ayuno intermitente» he descrito con detalle los resultados de los estudios científicos y las investigaciones más recientes sobre los beneficios del ayuno para tratar distintas enfermedades. Para curar enfermedades se recomienda empezar con una o, dependiendo del estado nutricional, dos semanas de ayuno. Se aconseja consultar durante este período el libro *La enfermedad como símbolo* y trabajar los distintos síntomas.

Este acompañamiento con meditaciones guiadas puede brindar un gran apoyo a la cura de ayuno orientada a una enfermedad concreta, pues, en paralelo al ayuno, que sacará a la superficie las posibles acumulaciones que hayan quedado enterradas en las profundidades de los tejidos conjuntivos, desvelará conocimientos profundos que se hallaban en el subconsciente. Ambos conducirán a la aparición de sorpresas en lo físico y en lo psicológico que de nuevo requerirán su trabajo: recuerdos olvidados que afloran de nuevo, aspectos oscuros de nuestra conciencia, depósitos y residuos del nuevo metabolismo.

AYUNO INTERMITENTE PARA PAREJAS Y FAMILIAS

Desde luego, ayunar en pareja resulta muy práctico, puede hacer más llevaderos los preparativos y fortalece el sentimiento de comunidad, pero habrá que acordar algunos aspectos. Porque ayunar juntos solo tiene sentido si el ritmo del ayuno de ambos coincide, si no, un ayuno a intervalos contrarios puede desembocar en que los ayunadores nunca coman juntos. Si uno de los dos tiene una buena experiencia con el ayuno, debería adaptarse hábilmente al principiante. Esto enriquecerá la relación, ya que cuando ayunamos, nuestra sensibilidad y nuestra percepción son más claras y profundas. A las familias con hijos les será más difícil ayunar juntos. Durante la fase de desarrollo de la niñez y la juventud, los niños tienen que recibir la alimentación más nutritiva posible. Según indican las investigaciones científicas actuales, esta sería la alimentación vegetariana e integral. Y, por supuesto, niños y jóvenes deben poder comer tanto como necesiten. Sin embargo, esto no dice nada más allá de las fases de comida. Si los padres hacen muchas excepciones con sus hijos, el ayuno intermitente es totalmente posible y saludable. Nos referimos sobre todo a un modelo como el 12:12 o a lo sumo 13:11. Porque si los niños desayunan hacia las siete u ocho de la mañana y a las siete y media u ocho y media, dependiendo de la edad, tienen que salir para ir a la escuela, podrán comer «normal» al mediodía y cenar a las seis. Si resulta que los niños no tienen ganas de comer tan pronto, como me pasaba a mí, se pueden saltar perfectamente el desayuno y aplazarlo hasta las nueve y media o las diez, según cuándo se haga la pausa más larga en la escuela, y tomar entonces un tentempié de igual valor nutricional que el desayuno. De esta manera se establecen ritmos de ayuno más favorables, lo cual sería una bendición para los niños con sobrepeso, que cada vez son más.

Por los motivos ya mencionados, no recomiendo programas de ayuno más estrictos ni días enteros de ayuno; tampoco lo permitiría la presión social, que hoy aún sigue siendo considerable. Estoy convencido de que las escuelas o guarderías tampoco estarían dispuestas a admitir los días de ayuno.

Seguramente a los niños les cuesta bastante prescindir de las comidas entre horas con snacks, barritas energéticas y refrescos azucarados, dada la presión que ejercen la irresponsable industria alimentaria y sus cómplices del sector publicitario. El solo hecho de eliminar la proteína animal de la dieta ya les proporcionaría un poco de autoestima y conciencia espiritual.

Lo más importante es que los niños disfruten con la comida sana, de manera que quieran seguir disfrutándola en el futuro. Esto puede conseguirse, por ejemplo, con bastoncitos de verdura o con todo tipo de *finger food* o comida para picar. Para que les guste comer verduras crudas estas se pueden cortar en forma de figuritas o hacer juegos de comida. Los platos italianos como los espaguetis o las pizzas les encantan. Los niños lo que quieren es divertirse, y les da igual si la comida es larga y fina o grande, plana y redonda.

EL AYUNO INTERMITENTE PARA TODA LA VIDA

Lo más natural e ideal sería que recuperásemos la comida y los ritmos ancestrales, caracterizados por cierta escasez, que se han practicado durante milenios. Estas antiguas condiciones de vida tan saludables podrían combinarse a la perfección con una alimentación vegetariana e integral de suficiente contenido calórico y sin problemas de higiene gracias a los adelantos actuales, y de este modo viviríamos más tiempo y con mejor salud.

Si además adoptásemos las variantes del ayuno intermitente que ayudan un poco a controlar el peso, como mínimo el modelo 12:12, a la larga podríamos aguantar el ayuno con gran facilidad y le haríamos un enorme favor a nuestra salud. Sin duda, la variante 16:8 es todavía mejor. Algunas personas incluso encontrarán sencillísimo ayunar según el modelo 18:6 y saltarse una comida, por ejemplo, el desayuno. Para mí esta es la variante más cómoda, porque no tengo hambre por las mañanas.

Por experiencia sé que resulta mucho más fácil comer con menos frecuencia y saciarse bien que comer muchas veces demasiado poco y quedar insatisfecho. Algunos de los que se autodenominan nutricionistas defienden que esto último es lo más adecuado, pero esta teoría no cuenta con el respaldo de la ciencia, como el ayuno intermitente, ni con el de la experiencia. De todas maneras, puede haber gente —aunque poca— a quien esto le funcione bien. El peligro de las comidas ligeras y frecuentes es que se acaba comiendo mucho y engordando, y además el tracto digestivo no hace las pausas necesarias para regenerarse.

Para aquellas personas con antepasados que a lo largo de milenios de evolución se desarrollaron en tipos pícnicos, es decir, que asimilan mejor los nutrientes, sería beneficioso el ayuno a intervalos porque les evitaría problemas de peso. Obviamente, debería adecuarse a su constitución y a su estado de ánimo, y por supuesto permitirles disfrutar —aplicando una cierta flexibilidad— de los mejores momentos de la vida, en lugar de excluirlos.

Sin duda, como ya hemos dicho en varias ocasiones, lo ideal es combinar las variantes del ayuno intermitente con una alimentación vegetariana e integral durante la ventana de alimentación e intercalar una semana entera de ayuno dos veces al año para lograr una regeneración más profunda y una prevención a varios niveles. Para nuestra salud, esta es la mejor combinación; gracias a ella, algunos de mis pacientes se han librado de un sobrepeso exagerado y de enfermedades serias.

DEL AYUNO A CORTO PLAZO AL AYUNO PROLONGADO

En varias ocasiones hemos visto que la duración del ayuno no ha de ser «esto o lo otro», sino «esto y lo otro». Cada uno ha de encontrar su propio modelo, que no tiene por qué coincidir con el mío, del que soy un gran admirador.

VENTAJAS DEL AYUNO A CORTO PLAZO Y DEL AYUNO A LARGO PLAZO

El ayuno a corto plazo tiene muchas ventajas, porque se puede ir introduciendo sin grandes dificultades, no necesita de una limpieza de intestino previa, se puede combinar con el trabajo y permite adelgazar de manera duradera.

Sin embargo, no podemos negar que una semana entera de ayuno aporta grandes beneficios para la salud. Esto se refleja en las reacciones que experimenta el cuerpo al iniciar el ayuno: son signos de que el cuerpo está cambiando y de que se está reiniciando por completo. Todos los sistemas orgánicos pasan a funcionar con el metabolismo del ayuno, y cada día se va ampliando más su alcance. Uno de sus resultados es la extensa regeneración del sistema inmunológico y la herencia genética, como descubrió y demostró Valter Longo, un efecto comparable al de una fuente de la juventud.

Una semana entera de ayuno también tendrá efectos a nivel psicológico. A cada nudo físico le corresponde uno espiritual, y lo ideal sería deshacerlos y trabajarlos a la vez. En este sentido, la semana entera de ayuno es mucho más ambiciosa y exigente, pero también más intensa.

El ayuno a corto plazo no es un proceso tan profundo, porque se está cambiando constantemente del autoabastecimiento al abastecimiento externo, aunque sea tras 36 o 40 horas sin comer. Con este método se ejercita el cambio del metabolismo de carbohidratos al de grasas, que es el del ayuno, lo cual aporta flexibilidad y eficacia a nuestro metabolismo.

Los ayunos a corto y largo plazo se complementan y enriquecen estupendamente, así que si los combinamos podremos beneficiarnos de ambas variantes. Como es lógico, alguien que esté habituado al ayuno breve se sentirá mucho mejor preparado para ayunar durante una semana, porque su tejido estará más limpio y habrá ensayado muchísimas veces el cambio de metabolismo. Y lo que puede hacerse un día —como en el ayuno intermitente— podrá hacerse durante diez. Quienes practican el ayuno breve saben cómo funciona y con qué facilidad y ligereza puede ponerse en práctica. El ayuno ha pasado por su carne y su sangre, desde la conciencia hasta la profundidad de sus tejidos.

En cambio, los que han hecho un ayuno más largo poseen un organismo preparado para pasar del metabolismo glucídico al del ayuno, su tejido se ha limpiado más minuciosamente y su metabolismo funcionará en el modo de ayuno desde el principio. Para ellos, un solo día de ayuno es como un juego de niños, pero si se hace a menudo, a la larga es un método sorprendente y sencillo para alcanzar y mantener el peso ideal de una vez por todas y también para superar enfermedades.

La combinación de ayuno a largo plazo para la salud y ayuno breve para la figura y el aspecto físico es un auténtico regalo del cielo. Los períodos de ayuno prolongados siempre se han asociado al adelgazamiento, pero nunca han sido una solución satisfactoria para lograrlo por culpa del infame efecto rebote, que no aparece con el ayuno a corto plazo, dado que este no disminuye el metabolismo basal. Esto solo ocurre cuando se realizan períodos de ayuno, es decir, sin ningún tipo de alimentación, de más de tres días seguidos. En definitiva, una ventaja extra para la población actual, que cada vez sufre más de sobrepeso.

De todos modos, la alimentación sigue desempeñando una función muy importante en estos procesos. De hecho, el ayuno intermitente no aporta tantos beneficios para la salud —aunque sí suele ayudar a adelgazar— si no cambiamos la alimentación.

Por tanto, uno prácticamente se asegura resultados increíbles con la combinación de los siguientes dos programas, o en realidad tres:

1. Realizar una semana de ayuno en primavera y otra en otoño supone un verdadero regalo para el cuerpo, la mente y el espíritu.

2. Si a continuación proseguimos con el ayuno a corto plazo, esto no solo nos ayudará a mantener el peso que hemos conseguido, y por tanto a lograr y conservar la figura que deseamos, sino que además tendrá efectos positivos para nuestra salud en general.

3. Quien combina además su ayuno intermitente con un cambio en su alimentación en el sentido de *Peace Food*, pronto podrá confiar en su «médico interior» y renunciar a acudir a la consulta médica.

INICIARSE EN EL AYUNO

Iniciarse en el ayuno a largo plazo es más fácil de lo que a veces se piensa. Una manera es empezar con el ritmo 12:12, por ejemplo, y tras la noche de ayuno, simplemente no comer nada y seguir todo el día sin comer, como quizá ya haya hecho en alguna ocasión sin problemas. Puede que también sepa qué es sumarle una jornada más a ese día de ayuno. Si a continuación le añade otro, en cuanto termine ese día entrará en el modo de ayuno a largo plazo y habrá superado la fase más crítica, la del principio. Para la mayoría de la gente que ayuna en períodos breves, esto no supondrá mayores dificultades. Sobre todo si dejan el café un poco antes, lo que les ahorrará el dolor de cabeza. Dependiendo de cuál sea la constitución y el estado de salud de cada uno, es posible que durante los primeros días aparezcan los síntomas propios del cambio, como el mareo causado por una tensión arterial baja. Asimismo puede que sintamos náuseas o un cierto malestar gastrointestinal. Ambos síntomas pueden aparecer a la vez —hábilmente orquestados por nuestra pereza o flojera interior—, pero llegan a vencerse con perseverancia, reposo e infusiones. A partir del tercer día, el organismo entra en un nivel más profundo del polo femenino arquetípico. Entonces quizá aparezcan sensaciones de debilidad y desmayo hasta ahora reprimidas que nos ofrecerán la posibilidad, a modo de experimento, de entregarnos a ellas por completo.

Consejos para problemas cardiovasculares

Por la mañana, en la cama, aunque sintamos una debilidad intensa, las fuerzas nos bastarán para alargar el brazo, agarrarnos los lóbulos de las orejas con el índice y el pulgar y darnos un buen masaje hasta que se calienten o incluso ardan. Si nos imaginamos la oreja como un bebé poco antes de nacer, el lóbulo sería la cabeza, y después de este masaje rebosa de vitalidad. Junto a la «cabeza» se encuentra la columna cervical, en el cartílago que bordea la oreja, luego la dorsal y por último, en la parte superior del pabellón auricular, la columna lumbar. Una vez el «globo terráqueo» y el «eje del mundo» estén bien despiertos, podemos proseguir con los dedos índices hacia los valles y desfiladeros de las orejas y masajear enérgicamente los órganos torácicos en la parte superior de la oreja, y más abajo los del abdomen. En la profundidad del conducto auditivo solemos disponer de un poco de «aceite de masaje» natural.

Tras practicar este ejercicio de revitalización aún acostados, podremos realizar una prueba isométrica, también tumbados. Para ello, iremos contrayendo cada grupo muscular por orden, para volver a relajarlo a continuación, sin que haya un movimiento visible. Es una manera de hacer un ejercicio real casi imperceptible desde el exterior. Da igual si contraemos los músculos del brazo, de las piernas, de la barriga o del suelo pélvico, en todos los casos se moviliza la sangre y se estabiliza la circulación.

Después de esto estará tan en forma que podrá desplegar las pantorrillas hacia fuera de la cama para dirigirse al baño y darse una ducha de contraste. En la ducha, no esté bajo el agua caliente demasiado rato y hacia el final abra el grifo de la fría, para que la sangre se aleje de la piel, nuestro órgano más grande, y vuelva hacia el centro, hacia el corazón.

Cuando surjan problemas cardiovasculares con el ayuno, es importante no resistirse a ello y no empeñarse en permanecer de pie, sino que será mucho mejor ceder a la sensación de debilidad y dejarse caer lentamente. Si se siente un calor que sube por la espalda, es probable que aún no se trate de la iluminación, sino más bien de un desmayo inminente.

Cuando notemos esta sensación, lo mejor es ceder y tumbarnos enseguida, de esta forma podremos incluso alzar las piernas nosotros solos. Así nos estaremos dando una especie de transfusión de sangre por cuenta propia. En caso de ser demasiado tarde, alguien puede ayudarnos colocándonos las piernas en alto sobre una silla, para que la sangre pueda volver a fluir desde las piernas hasta el corazón.

En TamanGa disponemos de unos columpios muy prácticos para este fin que se pueden ajustar para que las piernas queden bien alzadas y la sangre —por la fuerza de gravedad— regrese al centro. Estos columpios de tela van muy bien como medida preventiva y también ayudan contra el mareo.

Si percibe un mareo inminente a tiempo, puede actuar para prevenirlo. Pero en el caso de que se presenten ataques de mareo intensos, es posible que el organismo esté actuando a través de este síntoma de manera simbólica. Entonces será útil preguntarse por qué aparecen los mareos en el contexto de su propia vida y su historia.

Las caminatas (por el bosque, a ser posible) y la natación, es decir, las actividades de resistencia, sin duda pueden activar nuestro sistema cardiovascular. A la vez, el movimiento estimula la digestión y reduce ligeramente el hambre.

Bebidas estimulantes

El café es la bebida con un efecto más estimulante, y además es mucho mejor para la salud de lo que suele creerse, y se puede tomar durante la ventana de alimentación. Por supuesto, el café tiene efectos aún más sorprendentes durante el ayuno. Por eso, tomado una hora después de la primera comida —hacia el mediodía—, provocará una especie de éxtasis excitante que mantendrá alejado cualquier problema circulatorio y nos pondrá en marcha. El café no es dañino mientras hay comida en el estómago, así que no debería tomarse mucho después de las comidas.

Pasa algo similar con el té negro y el verde, y también con el rojo y el blanco, procedentes de la planta del té *(Camellia sinensis)*, una variedad de la familia de las camelias. Se ha demostrado que estos tés no solo estimulan el sistema cardiovascular, sino que además favorecen la quema de grasas. Las responsables de ello son las catequinas, consideradas metabolitos secundarios. Las catequinas presentes en el té verde y blanco parecen ser las más adecuadas para perder peso.

Cómo combatir las náuseas

Los naturópatas suelen recomendar zumo de patata para calmar un estómago rebelde. Según he comprobado, un par de tragos de Coca-Cola funcionan aún mejor. En ningún caso recomiendo beberse la botella entera, porque contiene una cantidad excesiva de azúcar y cafeína. Unos pocos tragos serán suficientes para notar una mejora, y con esto termina la utilidad de este azucarado líquido marrón en lo que a salud se refiere. Por lo demás, la Coca-Cola, por sus efectos agresivos, solo habría que emplearla para desatascar las tuberías de casa. No trate nunca de evitar una náusea con productos químicos. Si algo quiere salir, hay que dejarlo salir. Lo que ocurre con el pus, y la medicina convencional reconoce, también sucede con la diarrea y el vómito. Para la medicina antigua, este era un principio fundamental. Se hacían purgas de intestino, se provocaba el vómito y se practicaban sangrías.

Cuando notemos que vamos a vomitar podemos incluso provocarlo con cuidado, estimulando la campanilla, detrás del paladar, con el dedo. La veremos al abrir bien la boca, en la entrada de la garganta. Al tocarla se producen arcadas como reflejo y se facilita el vómito. Después nos encontraremos mejor, si la náusea era real.

Quizá nos vaya bien preguntarnos, además, qué es eso que nos molesta y que debemos expulsar en el terreno espiritual, para poder así aclarar algunas cosas.

EL LAVADO INTESTINAL

Antiguamente, el lavado intestinal mediante lavativa (o enema) o sal de Glauber era el culpable de que muchos no quisieran ayunar, ya que ambos métodos tenían bastante mala fama. La sal de Glauber se asocia a sensaciones desagradables, pues suele usarse con bastante éxito como vomitivo para niños. Quien haya probado la sal de Glauber alguna vez sabrá que no tiene muy buen sabor. A pesar de ello, va muy bien para los problemas de adaptación y puede tener efectos positivos en el estado de ánimo a corto y largo plazo.

Sin embargo, ni el enema ni la sal de Glauber son necesarios hoy en día, puesto que contamos con métodos mejores, más agradables y menos agresivos.

La ciruela china Share

El sustituto más elegante de estos métodos, aunque en realidad sirve para mucho más, es una fruta fermentada muy especial procedente de China: la ciruela Share. Tiene buen sabor y pone en marcha una limpieza profunda del intestino y sus mucosas, de modo que recomiendo tomarla dos veces al año durante las curas de ayuno intermitente (www.heilkundeinstitut.at). Es sorprendente la cantidad de heces que se acumulan en el intestino hoy en día.

Hasta ahora no se ha visto que tenga efectos secundarios, y puesto que es capaz de limpiar y regenerar a fondo, parece mucho mejor que los lavados intestinales tradicionales.

Para algunas personas, es suficiente tomar un batido por la mañana y una buena cantidad de agua para evacuar, al menos cada dos días.

Ambos procedimientos pueden combinarse sin problema: una limpieza profunda con la ciruela Share le sentará bien al intestino, y beber mucha agua de manantial es muy recomendable para los riñones.

A ello debe añadirse que un intestino limpio reaccionará mucho mejor a la regeneración de los millones de simbiontes que hay en su interior. Dicha regeneración puede conseguirse con Rechtsregulat® (www.heilkundeinstitut.at). Este tratamiento previo favorecerá la multiplicación de las bacterias intestinales «buenas», responsables, por ejemplo, de producir vitaminas y desintegrar sustancias tóxicas.

CUÁNTO HA DE DURAR EL AYUNO

La duración del ayuno dependerá del objetivo de cada uno. Si el motivo es una enfermedad reumática, recomendaría un ayuno prolongado inicial de unas dos o tres semanas para luego proseguir con una abundante alimentación vegetariana e integral para recuperar el peso perdido en caso de desearlo.

Durante una cura de ayuno de una semana, la pérdida de peso no suele representar ningún problema, ya que normalmente se debe solo a la limpieza «a fondo» hecha en el cuerpo.

Si alguien está interesado en realizar el ayuno bíblico de cuarenta días por motivos religiosos o espirituales, será muy recomendable que se prepare para este proyecto con ayunos progresivos y con suficiente ejercicio para evitar la pérdida muscular. En realidad, esto se puede aplicar a cualquier ayuno a largo plazo. Hasta ahora, he hecho dos ayunos de seis semanas en mi vida, y considero que me aportaron unas experiencias espirituales muy valiosas. Pero, en general, aconsejaría no ser demasiado ambiciosos.

CÓMO CONCLUIR EL AYUNO

El final del ayuno no suele acarrear inconvenientes a quienes realizan ayunos intermitentes, porque están acostumbrados a ello y porque cuentan con muy buenos modelos para seguir ayunando. Para quienes no estén tan habituados al ayuno breve, una semana de ayuno será la manera ideal de iniciarse en el ayuno intermitente o en el ritmo diario de 16:8.

Para los ayunos a largo plazo, el período de recuperación ha de durar la mitad que el de ayuno. Así pues, tras una semana de ayuno, la fase de recuperación debería durar tres días, y tras tres semanas de ayuno, la fase de recuperación debería durar diez días.

Aquellos que quieran aprovechar el ayuno prolongado para comenzar a alimentarse siguiendo el modelo vegano de la Peace Food no tendrán que preocuparse por la fase de recuperación. La verdura y la fruta bien masticadas se pueden tomar inmediatamente después de ayunar, y además su sabor nos resultará muy agradable. Desde el principio nos sentará bien cualquier tipo de fruta y verdura. Lo único que habrá que tener en cuenta en las primeras comidas será no pasarse con las cantidades, por ejemplo, del aceite. También hay que llevar cuidado con los fritos. Y, como ya se ha mencionado varias veces, es conveniente realizar un «cambio de aceite» y sustituir las grasas animales por las vegetales (véase la página 157).

Quien desee continuar con una dieta omnívora, lo cual, como médico, no recomiendo en absoluto, en cualquier caso debería prescindir de la carne, el pescado y los productos lácteos durante la primera semana.

ALIMENTACIÓN DESPUÉS DEL AYUNO

La alimentación es el polo opuesto natural del ayuno. Por supuesto, esta debería ser lo más saludable posible y no contener sustancias tóxicas y perjudiciales, como conservantes artificiales, potenciadores del sabor o pesticidas. Ahora que sabemos, según ha demostrado un estudio suizo, que el 93 % de las sustancias tóxicas que ingerimos a través de la alimentación procede de la proteína animal, no nos queda más opción. Además, sabiendo que las personas más viejas y sanas de la tierra son los adventistas del séptimo día que viven en California, que se alimentan de vegetales y productos integrales en todas las fases de su vida, querremos parecernos a ellos en lo que a alimentación se refiere. El célebre estudio del médico estadounidense Caldwell Esselstyn, realizado hace treinta años, afirma que no habría más casos de muerte cardíaca, que es la causa número uno de muerte en los países industrializados, si todos nos alimentáramos de productos vegetales, integrales y bajos en grasa. Las investigaciones del nutricionista T. Colin Campbell demuestran en el China Study que podríamos minimizar el cáncer con esas mismas medidas. En la actualidad hay innumerables estudios que demuestran que la alimentación a base de productos vegetales e integrales frescos es la mejor para nosotros en todos los sentidos. Además de ser la más saludable con diferencia, también es la que tiene el mejor impacto ecológico, y sería una bendición para los que pasan hambre en el mundo, por no hablar de los animales.

En este momento, hay miles de millones de personas en el mundo pasando hambre, y dos mil millones que sufren de sobrepeso. Con un cambio de alimentación colectivo, podríamos disminuir el hambre, y con el ayuno intermitente, podríamos acabar con la desdicha causada por el sobrepeso y aliviar literalmente nuestros problemas de salud.

Por mi parte, contribuyo a tratar de mejorar esta grave situación con, entre otras cosas, la Peace Food, una defensa de la alimentación ética, vegetariana e integral. No se trata de prescindir de nada, sino de que esté todo muy rico para que disfrutemos de la comida. Comer es importante, pero no debería tomarnos demasiado tiempo, ya que hay muchas otras cosas importantes en la vida.

Cualquiera que ayune a corto o largo plazo experimenta fases de alimentación cetogénica que son decisivas para su bienestar y su buena forma física y mental, y puede obtener grandes beneficios de ellas. En el caso de los pacientes con cáncer, alzhéimer y enfermedades neurodegenerativas, como esclerosis múltiple, Parkinson y esclerosis lateral amiotrófica (ELA), es muy importante que sigan alimentándose con una dieta cetogénica después del ayuno, es decir, principalmente de grasa y proteína y solo una cantidad reducida de carbohidratos procedentes de verduras o frutas de producción ecológica. Este tipo de alimentación resulta especialmente adecuada entre períodos de ayuno, ya que no solo mitiga las enfermedades mencionadas, sino que también ayuda a prevenirlas. En general, la alimentación cetogénica —según el neurólogo David Perlmutter— hace que el corazón y el cerebro trabajen un 25 % mejor.

LA TRADICIÓN DEL AYUNO

En distintas culturas, el ayuno y la religión están estrechamente relacionados. Podría decirse que «una cosa lleva a la otra», casi al contrario de lo que ocurre con la ciencia moderna. Yo, personalmente, como médico especializado en el ayuno, siempre me he sentido seguro con el respaldo de los fundadores de las religiones. Ahora que además también tengo a la ciencia moderna de mi parte, este sentimiento es aún más completo y un pilar básico para mí. Podemos encontrar claras referencias al ayuno en muchas religiones. Por ejemplo, el profeta Mahoma dice: «La oración nos conduce hasta la mitad del camino hacia el cielo, pero el ayuno nos conduce hasta el mismo umbral del cielo». Algunos de los estudios que avalan el ayuno intermitente se basaron en el ayuno del Ramadán, vigente aún hoy en día.

Las raíces del ayuno las encontramos también en nuestra propia cultura, que como es natural es más importante para nosotros. Aun así, no es un rasgo solo del cristianismo, sino que está presente en casi todas las culturas y se remonta a los tiempos del Antiguo Testamento, mucho antes de la cristiandad. Por otro lado, ha arraigado profundamente en la religión cristiana, que tanto ha marcado nuestro ámbito cultural. Aunque alguno tal vez se asuste al saber cuánto tiempo hace que practicamos el ayuno con éxito, esto puede hacernos entender mejor las posibilidades espirituales tan profundas que ofrece este método. Quizá incluso despierte interés por una práctica religiosa casi olvidada en una época en la que nuestra religión ha abandonado poco más o menos que todos sus rituales. De todas maneras, no es obligatorio entender la cura de ayuno desde un punto de vista religioso para que esta funcione. Así que puede saltarse este capítulo si lo desea. Tal vez no sea necesario sumergirse en nuestro pasado religioso y cultural, pero para quienes estén libres de prejuicios puede ser de gran ayuda. Asimismo, puede resultar tranquilizante descubrir lo venerable y fiable que es esta tradición, y que nuestros ancestros ya sabían lo que nosotros acabamos de descubrir a través de la ciencia.

EL AYUNO EN LA TRADICIÓN BÍBLICA

Remontándonos a tiempos muy lejanos encontramos, al principio de la Biblia, en el tercer libro de Moisés, un pasaje donde Dios habla del ayuno como expiación y purificación y lo eleva a la categoría de ley eterna: «Este será para vosotros un estatuto perpetuo, tanto para el nativo como para el extranjero: el día diez del mes séptimo ayunaréis y no realizaréis ningún tipo de trabajo. En dicho día se hará propiciación por vosotros para purificaros, y delante del Señor seréis purificados de todos vuestros pecados. Será para vosotros un día de completo reposo, en el cual ayunaréis. Es un estatuto perpetuo» (Levítico 3, 16:29). Más adelante hay muchos otros pasajes donde el Dios Yahvé exige el ayuno como expiación y limpieza o donde los israelitas se lo autoimponen como penitencia (Samuel 1, 7:6), por ejemplo, después de haber adorado a los dioses fenicios Baal y Astarté. Cuando Daniel pidió perdón para él y su pueblo, dijo: «Entonces me puse a orar y a dirigir mis súplicas al Señor mi Dios. Además de orar, ayuné y me vestí de luto y me senté sobre cenizas» (Daniel 9:3).

Para los israelitas, el ayuno también desempeña una función importante en tiempos de duelo. Aquí se expresa un concepto arquetípico profundo, ya que tanto el ayuno como el duelo pertenecen al mismo principio vital. Cuando Saúl y sus hijos fueron derrotados por los filisteos, los habitantes de Jabes tomaron sus cadáveres, los quemaron «y luego tomaron los huesos y los enterraron a la sombra del tamarisco de Jabes. Después de eso guardaron siete días de ayuno» (Samuel 1, 31:13). Y en otro pasaje dice: «David y los que estaban con él se rasgaron las vestiduras. Lloraron y ayunaron hasta el anochecer porque Saúl y su hijo Jonatán habían caído a filo de espada» (Samuel 2, 1:11). En el libro de Ester se cuenta: «En cada provincia adonde llegaban el edicto y la orden del rey, había gran duelo entre los judíos, con ayuno, llanto y lamentos» (Ester 4:3).

Por último, el ayuno era un recurso muy habitual entre los israelitas para mostrar su humildad a Dios y pedirle misericordia y ayuda: «David se puso a rogar a Dios por él; ayunaba y pasaba las noches tirado en el suelo» (Samuel 2, 12:16). Pero cuando Acab ayuna para apaciguar al señor, le dice a Elías: «¿Has notado cómo Acab se ha humillado ante mí? Por cuanto se ha humillado, no enviaré esta desgracia mientras él viva» (Reyes 1, 21:29).

El escriba Esdras describe su partida desde Babilonia hacia Jerusalén con un grupo de israelitas: «Luego, estando cerca del río Ahava, proclamé un ayuno para que nos humilláramos ante nuestro Dios y le pidiéramos que nos acompañara durante el camino, a nosotros, a nuestros hijos y nuestras posesiones» (Esdras, 8:21). Y más adelante: «Así que ayunamos y oramos a nuestro Dios pidiéndole su protección, y él nos escuchó» (Esdras, 8:23).

Antes de que los judíos se enfrentaran al rey Antíoco Eupátor, oraron al señor día y noche siguiendo el consejo de Judas: «Todos juntos cumplieron la orden, y durante tres días suplicaron al Señor misericordioso con lágrimas y ayunos, e inclinados y con la frente en el suelo. Entonces Judas les habló para animarlos, y les mandó que se reunieran con él». Tras esta preparación, ganaron aquella batalla en apariencia imposible (Macabeos 2, 13:12).

Cuando se acercaban Nabucodonosor, rey de Asiria, y su ejército, los israelitas oraron al Señor llenos de pánico y le pidieron ayuda: «El Señor escuchó sus plegarias y miró su aflicción. Entretanto, el pueblo, en toda la Judea y en Jerusalén, siguió ayunando durante largo tiempo, ante el Santuario del Señor todopoderoso»

(Judit 4:13). Y en el mismo capítulo: «Todos los hombres de Israel clamaron insistentemente a Dios y observaron un riguroso ayuno» (Judit 4:9).

Sin embargo, el Dios de la Biblia no siempre estaba de acuerdo con esta interpretación humana del ayuno y los intereses que implicaba. En el Antiguo Testamento encontramos algunos pasajes en los que Dios pone de manifiesto su propia idea del ayuno, por ejemplo en Isaías, y hace depender el éxito del ayuno de la actitud interior. El solo hecho de no comer no le basta, Él pide más y, sobre todo, otra predisposición interna. «¿Para qué ayunamos, si no lo tomas en cuenta? ¿Para qué nos afligimos, si tú no lo notas?»; y he aquí su dura respuesta: «Pero el día en que vosotros ayunáis, hacéis negocios y explotáis a vuestros obreros. Vosotros solo ayunáis para pelear y reñir, y daros puñetazos a mansalva. Si queréis que el cielo atienda vuestros ruegos, ¡ayunad, pero no como ahora lo hacéis! ¿Acaso el ayuno que he escogido es solo un día para que el hombre se mortifique? ¿Y solo para que incline la cabeza como un junco, haga duelo y se cubra de ceniza? ¿A eso llamáis vosotros día de ayuno y día aceptable para el Señor? El ayuno que he escogido, ¿no es más bien romper las cadenas de injusticia y desatar las correas del yugo, poner en libertad a los oprimidos y romper toda atadura? ¿No es acaso el ayuno compartir tu pan con el hambriento y dar refugio a los pobres sin techo, vestir al desnudo y no dejar de lado a tus semejantes? Si así procedes, tu luz despuntará como la aurora, y al instante llegará tu sanidad» (Isaías 58: 3-8).

En el Libro de Zacarías (7:3) se expresa todavía con más claridad cuando se les pregunta a los profetas: «¿Debemos observar en el quinto mes un día de duelo y abstinencia, tal como lo hemos hecho todos estos años?». La respuesta es clara y categórica: «Cuando vosotros ayunabais y os lamentabais en los meses quinto y séptimo de los últimos setenta años, ¿realmente ayunabais en mi honor? Y cuando vosotros coméis y bebéis, ¿acaso no lo hacéis para vosotros mismos?».

Esto parece casi una declaración sobre lo que hoy en día llamamos ayuno funcional: las reglas se siguen por fuera, pero por dentro no pasa nada. Dios no está de acuerdo con este ayuno, ni queda satisfecho. Y hoy también resulta insuficiente comparado con un ayuno que englobe nuestro ser interior. Más tarde, Cristo formula: «el reino de los cielos está en vosotros», y el ayuno que no contempla esta verdad excluye lo más esencial del ayuno, tanto hoy como entonces.

El Dios del Antiguo Testamento tampoco valora demasiado los gestos externos de humildad y lamento, sino que quiere ver cambios internos; el ayuno no ha de conducir a la amargura y la mortificación, sino a la libertad, hay que deshacerse del yugo, tanto del propio como del ajeno.

En Zacarías (8:19), se anuncia de este modo el nuevo tiempo de bendición: «Así dice el Señor Todopoderoso: "Para Judá, los ayunos de los meses cuarto, quinto, séptimo y décimo serán motivo de gozo y de alegría, y de animadas festividades. Amad, pues, la verdad y la paz"». En el libro de Sirácida (34:26) se pone de relieve la importancia de esa expansión de la conciencia durante el ayuno y que, sin ella, el ayuno no sirve de nada: «Quien se purifica del contacto de un muerto y le vuelve a tocar, ¿qué ha ganado con su baño de purificación? Así el hombre que ayuna por sus pecados y que vuelve otra vez a hacer lo mismo; su oración, ¿quién la escuchará? ¿De qué le ha servido el humillarse?».

La palabra «pecado» en esta sentencia apunta ya en el Antiguo Testamento a una invitación a la expansión de la conciencia a través del ayuno que resulta muy moderna. La traducción literal al español de la palabra *hamartanein* que aparece en el texto antiguo sería 'apartarse' o 'no dar en el blanco'. Pero ese blanco es una imagen adimensional que en todas las culturas simboliza la unidad, como se manifiesta en el punto medio del círculo o del mandala. Errar ese punto central de la unidad significa, precisamente, apartarse, es decir, pecar. Así pues, cuando los israelitas ayunan por sus pecados, por apartarse de la unidad o de Dios, significa que el ayuno ofrece la posibilidad de regresar a la unidad y por tanto a Dios. Esto recuerda a una posibilidad que el pueblo del Antiguo Testamento todavía no entiende, pero que más tarde Cristo pondrá de relieve.

Del mismo modo que renueva y reinterpreta la ley por completo, también sitúa el ayuno a un nuevo nivel. Jesús incluso rechaza el antiguo ayuno como expiación y penitencia para el tiempo que él esté presente en la tierra: «¿Cómo es que los discípulos de Juan y de los fariseos ayunan, pero los tuyos no? Jesús les contestó: "¿Acaso pueden ayunar los invitados del novio mientras él está con ellos? No pueden hacerlo mientras lo tienen con ellos. Pero llegará el día en que se les quitará el novio, y ese día sí ayunarán."» (Marcos 2:18-20). Esto remite ya al ayuno de Viernes Santo.

En efecto, Cristo solo se opone al viejo ayuno rígido como regla y hábito, y lo promulga como un ritual lleno de vida, estrechamente vinculado a la oración. Él mismo ha realizado un largo período de ayuno antes de iniciar su cometido, un período de ayuno y oración que lo ayuda a superar todas las tentaciones de este mundo. «Luego el Espíritu llevó a Jesús al desierto para que el diablo lo sometiera a tentación. Después de ayunar cuarenta días y cuarenta noches, tuvo hambre. El tentador se le acercó y le propuso: "Si eres el Hijo de Dios, ordena a estas piedras que se conviertan en pan". Jesús le respondió: "Escrito está: 'No solo de pan vive el hombre, sino de toda palabra que sale de la boca de Dios'"». (Mateo 4:1-4).

Después de ofrecer una nueva explicación de la oración en el Sermón de la Montaña, y de darnos el Padrenuestro, se refiere al ayuno para subrayar su importancia: «Cuando ayunéis, no pongáis cara triste como hacen los hipócritas, que demudan sus rostros para mostrar que están ayunando. Os aseguro que estos ya han obtenido toda su recompensa. Pero tú, cuando ayunes, perfúmate la cabeza y lávate la cara para que no sea evidente ante los demás que estás ayunando, sino solo ante tu Padre, que está en lo secreto; y tu Padre, que ve lo que se hace en secreto, te recompensará» (Mateo 6:16-18).

El ayuno no solo aparece unido a la oración en el Sermón de la Montaña, sino que a partir de aquí, uno y otro se presentan conectados constantemente. El ayuno se convierte en culto, en una profundización de la oración. «Mientras ayunaban y participaban en el culto al Señor, el Espíritu Santo dijo: "Apartadme ahora a Bernabé y a Saulo para el trabajo al que los he llamado". Así que después de ayunar, orar e imponerles las manos, los despidieron» (Hechos 13:2).

La importancia que Cristo da al vínculo entre oración y ayuno se manifiesta también con la sanación del muchacho epiléptico (Marcos 9:14-29). Cuando los discípulos preguntan a Cristo por qué ellos no pudieron expulsar al espíritu malvado, él responde: «Esta clase de demonios solo puede ser expulsada a fuerza de oración y ayuno» (Marcos 9:29). En muchas de las traducciones modernas se ha suprimido «y ayuno». Este tipo de modernizaciones debilitan la fuerza del testimonio bíblico, del mismo modo que hacen los médicos modernos cuando proceden a la inversa, es decir, sacrifican la oración para hacer hincapié en el ayuno corporal.

Todos los guiños a los tiempos modernos y sus costumbres y cualquier cosa que parece aligerar el camino en realidad dificultan lo más esencial. Cristo lo dice con palabras muy potentes y firmes, y no solo él. Ya en el libro de Tobías (12:7-8), del Antiguo Testamento, oímos como el ángel de Dios dice: «Practicad el bien y no tropezaréis con el mal. Buena es la oración con ayuno; y mejor es la limosna con justicia que la riqueza con iniquidad». Sería un alivio que los ricos siguieran esta premisa. Y con qué claridad el ángel habla del ayuno no ya como una medida sanadora, sino como verdadera prevención.

EL AYUNO ENTRE LOS ESENIOS

En los tiempos de Jesucristo, la secta de los esenios constituía un movimiento fuerte, y se especula con que Cristo fue uno de ellos, sobre todo tras el descubrimiento de los manuscritos de Qumrán, más de novecientos rollos manuscritos hallados en unas cuevas cerca de las ruinas de la ciudad de Qumrán, en la orilla occidental del Mar Muerto, donde vivían los esenios, según afirma una hipótesis. Sea como fuere, las reflexiones que recoge este Evangelio esenio son muy edificantes desde el punto de vista espiritual.

Tienden puentes con los ángeles, cada vez más populares hoy en día, y contienen conocimientos sobre la tradición del ayuno que podrían ir a la par con los descubrimientos científicos más recientes. Aunque la forma del texto nos resulte anticuada y sus concepciones, muy idealizadas, los manuscritos de Qumrán transmiten un saber que nosotros acabamos de redescubrir gracias a la investigación moderna. Pese a que la interpretación de estos manuscritos del Evangelio esenio es muy libre y poética, los textos pueden servirnos para encontrar un acercamiento a este método de sanación ancestral en nuestra propia tradición. Aquí nos remitiremos a ello a pesar de todas las dudas académicas sobre la fidelidad de la traducción.

Los esenios le pidieron a Cristo que les hablase de las leyes que debían seguir para sanar. Jesús les contestó: «Vosotros no entendéis las palabras de la Vida, porque estáis en la Muerte. La oscuridad oscurece vuestros ojos, y vuestros oídos están tapados por la sordera. Pues os digo que no os aprovecha en absoluto que estudiéis las escrituras muertas si por vuestras obras negáis a quien os las ha dado. En verdad os digo que Dios y sus leyes no se encuentran en lo que vosotros hacéis. No se hallan en la glotonería ni en la borrachera, ni en una vida desenfrenada, ni en la lujuria, ni en la búsqueda de la riqueza, ni mucho menos en el odio a vuestros enemigos. Pues todas estas cosas están lejos del verdadero Dios y de sus ángeles. Todas estas cosas vienen del reino de la oscuridad y del señor de todos los males. Y todas estas cosas las lleváis en vosotros mismos; y por ello la palabra y el poder de Dios no entran en vosotros, pues en vuestro cuerpo y en vuestro espíritu habitan todo tipo de males y abominaciones. Si deseáis que la palabra y el poder del Dios Vivo penetren en vosotros, no profanéis vuestro cuerpo ni vuestro espíritu; pues el cuerpo es el templo del espíritu, y el espíritu es el templo de Dios. Purificad, por tanto, el templo, para que el Señor del templo pueda habitar en él y ocupar un lugar digno de él. Y retiraos bajo la sombra del cielo de Dios, de todas las tentaciones de vuestro cuerpo y de vuestro espíritu, que vienen de Satán. Renovaos y ayunad. Pues en verdad os digo que Satán y sus plagas solamente pueden ser expulsados por medio del ayuno y la oración. Id por vuestra cuenta y ayunad en solitario, sin descubrir vuestro ayuno a hombre alguno. El Dios Vivo lo verá y grande será vuestra recompensa. Y ayunad hasta que Belcebú y todos sus demonios os abandonen y todos los ángeles de nuestra Madre Terrenal vengan a serviros. Pues en verdad os digo que a no ser que ayunéis, nunca os libraréis del poder de Satán ni de todas las enfermedades que de Satán vienen. Ayunad y orad fervientemente, buscando el poder del Dios vivo para vuestra curación. Mientras ayunéis, evitad a los hijos de los hombres y buscad los ángeles de nuestra Madre Terrenal, pues quien busca hallará.»

Al parecer, muchos fueron quienes siguieron estas instrucciones en tiempos de Cristo, lo cual explica la fuerza, hoy casi inimaginable, que poseían los primeros cristianos y que les permitió seguir adelante en los tiempos de la persecución.

Hoy en día, estas palabras también podrían darnos fuerza y orientarnos, en cambio las ignoramos a causa de su lenguaje antiguo, poético e inusual. Pero si nos esforzamos en trasladar estas palabras al presente y a nuestra situación actual, veremos que todavía son capaces de guiarnos y apenas pierden una pizca de su significado. La invitación a renovarse a través del ayuno es de una vigencia imponente, si tenemos en cuenta el descubrimiento del profesor Valter Longo respecto a la renovación del sistema inmunitario que provoca el ayuno.

Esta primera cita del Evangelio esenio cuenta que Cristo advierte a los esenios de los peligros de llevar una vida basada en la polarización en lugar de dirigirse a la liberación y la unidad con Dios. «Muerte», «oscuridad» y «escrituras muertas» son términos que aluden a lo inconsciente, como más adelante la palabra «Satán» y «el señor de todos los males» se refieren a la inconsciencia. Cristo subraya la importancia de la «palabra viva», las «palabras de la vida», que deberían despertar la vida en las acciones de los hombres, y pone de relieve así el momento, el aquí y ahora. Las escrituras muertas nunca pertenecen al instante, y los actos como la glotonería o la borrachera suceden de modo inconsciente; la conciencia de la unidad de todo lo creado (por Dios) no está en ellos. Todas estas cosas están muy lejos de la unidad, es decir, del «verdadero Dios», y proceden de la polaridad que se experimenta inconscientemente, de la «oscuridad» y del «señor de todos los males» o «Satán». Pero, dado que los esenios están dominados por la fuerza inconsciente de la polaridad, la unidad —«la palabra y el poder de Dios»— no puede penetrar en ellos.

Si quieren sanar, deben preparar su cuerpo y su alma apartándose de la inconsciencia («no profanéis vuestro cuerpo ni vuestro espíritu») y dirigiéndose a la unidad («purificad el templo»). Han de apartarse de todas las tentaciones de la polaridad o de «Satán» para acercarse a la unidad de nuevo, «bajo la sombra del cielo de Dios». Además, los esenios deben ayunar hasta que la polaridad y la vida inconsciente pierdan el poder sobre ellos («hasta que Belcebú y todos sus demonios os abandonen») y les sirvan las fuerzas de la gran diosa («los ángeles de nuestra Madre Terrenal vengan a serviros»). Tienen que buscar el poder del momento, de la unidad («el poder del Dios vivo») para hallar su sanación. En cambio, deben evitar la vida inconsciente de la polaridad («los hijos de los hombres») durante el ayuno e ir al encuentro de la gran diosa («la Madre Terrenal»).

De este modo, si prestamos atención al contenido del texto, y a las ideas que encierra, daremos con muchos conocimientos sorprendentes a primera vista. De repente, los textos suenan actuales, y ello se debe a que, en realidad, son intemporales. Encontramos incluso la idea de la polaridad, aunque las palabras puedan parecer más bien moralistas y evaluativas al principio. Pero, en efecto, en la «Madre Terrenal» encontramos el polo femenino —que ya no vuelve a aparecer en la cultura cristiana—, la diosa de la Luna y la diosa madre, que representa la polaridad en este mundo y se opone a la unidad no manifestada (el alma del Sol). Como símbolo de la polaridad, la gran diosa madre representa el aspecto de la vida consciente en el mundo polar, mientras que Satán simboliza el aspecto oscuro e inconsciente de la polaridad.

En consecuencia, Cristo aconseja a los esenios que aspiren a la unidad (al dios padre) entregándose a la polaridad de un modo consciente (a la diosa madre), o —dicho de otro modo— que tomen conciencia («purificarse») y se sirvan de las fuerzas del mundo polar («ángeles de la Madre Terrenal») de manera consciente. Tal vez podría incluso decirse que Cristo pretende que los esenios alcancen un nivel de conciencia superior a través de la oración y el ayuno, de modo que la unidad (Dios) se manifieste en la polaridad (Madre Terrenal y Satán), y así se vuelva consciente y ligero aquello que antes era oscuro e inconsciente. «Pues en verdad os digo que a no ser que ayunéis, nunca os libraréis del poder de Satán ni de todas las enfermedades que de Satán vienen.»

En la Biblia encontramos abundantes referencias a personas que han tomado este camino, y el ayuno se menciona muchísimas veces. Por ejemplo, en Lucas (2:36) se cuenta que la profetisa Ana nunca salía del templo y adoraba a Dios día y noche con ayuno y oración. También en el Antiguo Testamento hablando de Judit, que salvó a los israelitas del ejército enemigo, se dice: «Desde que había quedado viuda ayunaba todos los días, excepto los sábados y las vísperas de estos días, o en los días de la luna nueva y su víspera, o en los días de fiesta y alegría del pueblo de Israel. Era muy bonita y de bello aspecto. Manasés, su esposo, le había dejado oro, plata, criados, criadas, ganado y campos» (Judit 8:6). No es casualidad que esta cita describa la imagen de una ayunadora que es bella, tiene buen aspecto, es rica y sirve a Dios (la unidad).

LOS ÁNGELES DE LOS ELEMENTOS Y SU PODER

Las consideraciones acerca de los ángeles de los elementos se basan en la interpretación libre de E. B. Szekely de los Manuscritos del Mar Muerto y pertenecen por tanto al Evangelio esenio.

Jesús sobre el ángel del aire

En él, Jesús dice sobre el ángel del aire: «Buscad el aire fresco del bosque y de los campos, y en medio de ellos hallaréis el ángel del aire. Quitaos vuestro calzado y vuestras ropas y dejad que el ángel del aire abrace vuestro cuerpo. Respirad entonces larga y profundamente, para que el ángel del aire penetre en vosotros. En verdad os digo que el ángel del aire expulsará de vuestro cuerpo toda inmundicia que lo profane por fuera y por dentro. Y así saldrá de vosotros toda cosa sucia y maloliente, igual que el humo del fuego asciende en forma de penacho y se pierde en el mar del aire. Pues en verdad os digo que sagrado es el ángel del aire, quien limpia cuanto está sucio y confiere a las cosas malolientes un olor agradable. Ningún hombre que no deje pasar el ángel del aire podrá acudir ante la faz de Dios. Verdaderamente, todo debe nacer de nuevo por el aire y por la verdad, pues vuestro cuerpo respira el aire de la Madre Terrenal, y vuestro espíritu respira la verdad del Padre Celestial».

Este texto bien podría estar refiriéndose al poder de la respiración consciente conectada, que suelo practicar al final de la semana de ayuno en TamanGa en una clase de respiración.

La invitación a buscar el aire fresco de los bosques y los campos también admite una lectura absolutamente moderna si tenemos en cuenta los resultados de la investigación llevada a cabo por el biólogo Clemens G. Arvay en su libro *El efecto Biofilia*. Está comprobado que los paseos por el bosque nos sientan bien y son muy saludables. El aire no solo contiene oxígeno, y la *prana*, la energía vital que en la India se da por supuesta, se ahoga en nuestros aparatos de aire acondicionado. Por eso es tan importante que durante el ayuno respiremos aire fresco.

Jesús sobre el ángel del agua

«Después del ángel del aire, buscad el ángel del agua. Quitaos vuestro calzado y vuestras ropas y dejad que el ángel del agua abrace todo vuestro cuerpo. Entregaos por entero a sus acogedores brazos y, así como el aire penetra en vuestra respiración, que el agua penetre también en vuestro cuerpo. En verdad os digo que el ángel del agua expulsará de vuestro cuerpo toda inmundicia que lo mancille por fuera y por dentro. Y toda cosa sucia y maloliente fluirá fuera de vosotros, igual que la suciedad de las vestiduras, lavada en el agua, se va y se pierde en la corriente del río. En verdad os digo que sagrado es el ángel del agua que limpia cuanto está sucio, y que confiere a todas las cosas malolientes un olor agradable. Ningún hombre a quien no deje pasar el ángel del agua podrá acudir ante la faz de Dios. En verdad que todo debe nacer de nuevo del agua y de la verdad, pues vuestro cuerpo se baña en el río de la vida terrenal y vuestro espíritu se baña en el río de la vida eterna. Pues recibís vuestra sangre de nuestra Madre Terrenal y la verdad de nuestro Padre Celestial. Pero no penséis que es suficiente que el ángel del agua os abrace solo externamente. En verdad os digo que la inmundicia interna es, con mucho, mayor que la externa. Y quien se limpia por fuera permaneciendo sucio en su interior, es como las tumbas bellamente pintadas por fuera, pero llenas por dentro de todo tipo de inmundicias y de abominaciones horribles. Por ello en verdad os digo que dejéis que el ángel del agua os bautice también por dentro, para que os liberéis de todos vuestros antiguos pecados, y para que asimismo internamente seáis tan puros como la espuma del río jugueteando a la luz del sol. [...] Y este bautismo sagrado por el ángel del agua es el renacimiento a la nueva vida. Pues vuestros ojos verán a partir de entonces y vuestros oídos oirán. No pequéis más, por tanto, después de vuestro bautismo, para que los ángeles del aire y del agua habiten eternamente en vosotros y os sirvan para siempre.»

Aunque el texto tenga un estilo algo anticuado, transmite el mensaje de que no solo es necesario dejarse limpiar por el agua por fuera, sino también por dentro. Tomar una buena cantidad de agua de manantial, sobre todo durante el ayuno, para desintoxicarse siempre ha sido uno de los principios de los médicos especializados en ayuno; ya sea bebiéndola por arriba o introduciéndola con una lavativa por abajo. Es fácil apreciar la maravilla del elemento acuático y su ángel si pensamos en la experiencia de flotar en aguas termales o de nadar imitando los movimientos del delfín bajo el agua.

Jesús sobre el ángel de la luz del sol

«Y si queda después dentro de vosotros alguno de vuestros antiguos pecados e inmundicias, buscad al ángel de la luz del sol. Quitaos vuestro calzado y vuestras ropas y dejad que el ángel de la luz del sol abrace todo vuestro cuerpo. Respirad entonces larga y profundamente para que el ángel de la luz del sol os penetre. Y el ángel de la luz del sol expulsará de vuestro cuerpo toda cosa fétida y sucia que lo mancille por fuera y por dentro. Y así saldrá de vosotros toda cosa sucia y fétida, del mismo modo que la oscuridad de la noche se disipa ante la luminosidad del sol naciente. Pues en verdad os digo que sagrado es el ángel de la luz del sol, quien limpia toda inmundicia y confiere a lo maloliente un olor agradable. Nadie a quien no deje pasar el ángel de la luz del sol podrá acudir ante la faz de Dios. En verdad que todo debe nacer de nuevo del sol y de la verdad, pues vuestro cuerpo se baña en la luz del sol de la Madre Terrenal, y vuestro espíritu se baña en la luz del sol de la verdad del Padre Celestial.

»Los ángeles del aire, del agua y de la luz del sol son hermanos. Les fueron entregados al Hijo del Hombre para que le sirviesen y para que él pudiera ir siempre de uno a otro. Sagrado es, asimismo, su abrazo. Son hijos indivisibles de la Madre Terrenal, así que no separéis vosotros a aquellos a quienes la tierra y el cielo han unido. Dejad que estos tres ángeles hermanos os envuelvan cada día y habiten en vosotros durante todo vuestro ayuno. Pues en verdad os digo que el poder de los demonios, todos los pecados e inmundicias, huirán con presteza de aquel cuerpo que sea abrazado por estos tres ángeles. Del mismo modo que los ladrones huyen de una casa abandonada al llegar el dueño de esta, uno por la puerta, otro por la ventana y un tercero por el tejado, cada uno donde se encuentra y por donde puede, asimismo huirán de vuestros cuerpos todos los demonios del mal, todos vuestros antiguos pecados y todas las inmundicias y enfermedades que profanaban el templo de vuestros cuerpos. Cuando los ángeles de la Madre Terrenal entren en vuestros cuerpos, de modo que los señores del templo lo posean nuevamente, entonces huirán con presteza todos los malos olores a través de vuestra respiración y de vuestra piel, y las aguas corrompidas por vuestra boca y vuestra piel y por vuestras partes ocultas y secretas.

»Y todas estas cosas las veréis con vuestros propios ojos, las oleréis con vuestra nariz y las tocaréis con vuestras manos. Y cuando todos los pecados e inmundicias hayan abandonado vuestro cuerpo, vuestra sangre se volverá tan pura como la sangre de nuestra Madre Terrenal y como la espuma del río jugueteando a la luz del sol. Y vuestro aliento se volverá tan puro como el aliento de las flores perfumadas; vuestra carne tan pura como la carne de los frutos que enrojecen sobre las ramas de los árboles; la luz de vuestro ojo tan clara y luminosa como el brillo del sol que resplandece en el cielo azul. Y entonces os servirán todos los ángeles de la Madre Terrenal. Y vuestra respiración, vuestra sangre y vuestra carne serán una con la respiración, la sangre y la carne de la Madre Terrenal, para que vuestro espíritu se haga también uno con el espíritu del Padre Celestial. Pues en verdad nadie puede llegar al Padre Celestial sino a través de la Madre Terrenal.»

Esta repetida llamada a quitarse los zapatos y las ropas y encontrarse con los ángeles de los elementos desnudos y dejarse abrazar por la Madre Tierra resulta del todo comprensible. Y es también un elemento importante en TamanGa, nuestro biotopo sanador.

JESÚS SOBRE EL AYUNO

Según el Evangelio esenio, Jesús atribuye al ayuno una fuerza liberadora y balsámica que el hombre moderno acaba de redescubrir en parte a través de la ciencia: «En verdad os digo que grandes y muchos son vuestros pecados. Durante muchos años habéis cedido a las tentaciones de Satán. Habéis sido glotones, bebedores y putañeros, y vuestras antiguas deudas se han multiplicado. Y ahora debéis repararlas, y el pago es duro y difícil. No os impacientéis por tanto ya al tercer día [de ayuno], como el hijo pródigo, sino esperad pacientemente al séptimo día, que está santificado por Dios, y entonces acudid con corazón humilde y obediente ante el rostro de vuestro Padre Celestial, para que os perdone vuestros pecados y todas vuestras antiguas deudas. En verdad os digo que vuestro Padre Celestial os ama infinitamente, pues también él os permite pagar en siete días las deudas de siete años. Quienes le deban los pecados y enfermedades de siete años, pero le paguen honestamente y perseveren hasta el séptimo día, a ellos perdonará nuestro Padre Celestial las deudas de los siete años completos».

Cuándo comer y con qué frecuencia

Jesús recomienda a los esenios que coman solo dos veces al día, una cuando el sol esté en lo más alto del cielo, y otra cuando se haya escondido, es decir, al mediodía y al atardecer. Esto coincide plenamente con el reloj orgánico de la antigua China. En resumidas cuentas, comer a este ritmo supone saltarse el desayuno, algo que, como ya he dicho, a mí me sienta especialmente bien. Si además se toma la alimentación adecuada y se mastica lo suficiente, la fase de ayuno diaria se alargará de forma considerable.

En otro pasaje, Jesús añade que solo deberíamos comer cuando realmente tengamos hambre. Esto solo podrá aplicarse cuando el cuerpo haya recuperado —por ejemplo, mediante el ayuno— el ritmo natural que le corresponde.

Además, Jesús aconseja claramente un día de ayuno a la semana: «Y no olvidéis que cada séptimo día es santo y está consagrado a Dios. Durante seis días alimentad vuestro cuerpo con los dones de la Madre Terrenal, mas en el séptimo día santificad vuestro cuerpo para vuestro Padre Celestial. Y en el séptimo día no comáis ningún alimento terrenal, sino vivid tan solo de las palabras de Dios. Y estad todo el día con los ángeles del Señor en el reino del Padre Celestial. Y en el séptimo día dejad que los ángeles de Dios levanten el reino de los cielos en vuestro cuerpo, ya que trabajasteis durante seis días en el reino de la Madre Terrenal. Y no dejéis que ningún alimento entorpezca la obra de los ángeles en vuestro cuerpo a lo largo del séptimo día. Y Dios os concederá larga vida sobre la tierra, para que tengáis vida eterna en el reino de los cielos. Pues en verdad os digo que si no conocéis más enfermedades sobre la tierra, viviréis por siempre en el reino de los cielos».

Este alegato por un día de ayuno a la semana para no entorpecer el desarrollo mental y espiritual hacia la unidad tiene una versión profana en el refranero: «Barriga gruesa no engendra entendimiento». La barriga llena también entorpece la meditación y la oración.

Qué comer y en qué cantidad

«Pues Satán y su poder os tentarán siempre a que comáis más y más. Pero vivid por el espíritu y resistid los deseos del cuerpo. Y que vuestro ayuno complazca siempre a los ángeles de Dios. Así que tomad cuenta de cuanto hayáis comido cuando os sintáis saciados y comed siempre menos de una tercera parte de ello.»

Jesús prosigue así sus recomendaciones sobre la comida: «Obedeced, por tanto, las palabras de Dios: "Mirad, os he dado toda hierba que lleva semilla sobre la faz de toda la tierra, y todo árbol, en el que se halla el fruto de una semilla que dará el árbol. Este será vuestro alimento. Y a todo animal de la tierra, y a toda ave del cielo, y a todo lo que se arrastra sobre la tierra, donde se halle el aliento de la vida, doy toda hierba verde como alimento. También la leche de todo lo que se mueve y que vive sobre la tierra será vuestro alimento. Al igual que a ellos les he dado toda hierba verde, así os doy a vosotros su leche. Pero no comeréis la carne, ni la sangre que la aviva. Y en verdad demandaré vuestra sangre que brota con fuerza, y vuestra sangre en la que se halla vuestra alma. Demandaré todos los animales asesinados y las almas de todos los hombres asesinados"». La leche en tiempos de Jesucristo apenas es comparable a la leche de la que disponemos hoy en día, al igual que ocurre con el pan. Hoy en día, la leche —pasteurizada y homogeneizada— está considerada, desde un punto de vista científico, un verdadero peligro para nuestra salud. Pasa algo similar con el pan. Actualmente, la mayor parte del pan está hecho de trigo duro con 42 cromosomas. El cereal del que se hacía el pan que llevaba Jesús, el *Triticum monococcum*, solo tenía 12 cromosomas. En lo genético, los humanos se diferencian tan solo en un 2 % de los chimpancés. Con este dato podemos hacernos una idea de lo diferente que era ese cereal antiguo del actual.

Jesús da algunos consejos más sobre la comida a los esenios: «No matéis ni a hombres ni a animales, ni siquiera el alimento que llevéis a vuestra boca. Pues si coméis alimento vivo, él mismo os vivificará; pero si matáis vuestro alimento, la comida muerta os matará también. Pues la vida viene solo de la vida, y de la muerte viene siempre la muerte. Porque todo cuanto mata vuestros alimentos, mata también a vuestros cuerpos. Y todo cuanto mata vuestros cuerpos también mata vuestras almas. Y vuestros cuerpos se convierten en lo que son vuestros alimentos, igual que vuestros espíritus se convierten en lo que son vuestros pensamientos. Por tanto, no comáis nada que el fuego, el hielo o el agua haya destruido. Pues los alimentos quemados, helados o descompuestos quemarán, helarán y corromperán también vuestro cuerpo. No seáis como el loco agricultor que sembró en su campo semillas cocinadas, heladas y descompuestas y llegó el otoño y sus campos no dieron nada. Y grande fue su aflicción. Sino sed como aquel agricultor que sembró en su campo semilla viva, y cuyo campo dio espigas vivas de trigo, pagándole el céntuplo por las semillas que plantó. Pues en verdad os digo, vivid solo del fuego de la vida, y no preparéis vuestros alimentos con el fuego de la muerte, que mata vuestros alimentos, vuestros cuerpos y también vuestras almas».

Esta es una declaración inequívoca a favor de la alimentación fresca vegetariana e integral.

Jesús defiende la simplicidad de la dieta, algo que también hoy —en vista de las intolerancias alimentarias, que crecen a un ritmo frenético— constituye nuestra única opción de tratamiento, junto con el ayuno. «Tenedlo en cuenta por tanto, y no profanéis con todo tipo de abominaciones el templo de vuestros cuerpos. Contentaos con dos o tres tipos de alimento, que siempre hallaréis en la mesa de nuestra Madre Terrenal. Y no deseéis devorar todo cuanto veáis en derredor vuestro. Pues en verdad os digo que si mezcláis en vuestro cuerpo todo tipo de alimentos, entonces cesará la paz en vuestro cuerpo y se desatará en vosotros una guerra interminable.»

Si siguiéramos estos consejos hoy, nos ahorraríamos no solo las intolerancias cada vez más frecuentes, sino también males como el síndrome del colon irritable o el más moderno síndrome del intestino permeable.

En otro punto, Jesús da prioridad a los alimentos locales frente a los exóticos y aconseja adaptar la alimentación al ritmo de las estaciones del año. En eso mismo consiste nuestro eslogan: ¡regional y estacional! «Comed siempre cuando sea servida ante vosotros la mesa de Dios, y comed siempre de aquello que halléis sobre la mesa de Dios. Pues en verdad os digo que Dios sabe bien lo que vuestro cuerpo necesita y cuándo lo necesita.»

La comida y el ángel de la alegría

Jesús nos recuerda lo importante que es valorar la comida y tomarla con calma y atención. «No comáis como los paganos, que se atiborran con prisa, profanando sus cuerpos con todo tipo de abominaciones. Pues el poder de los ángeles de Dios penetra en vosotros con el alimento vivo que el Señor os proporciona de su mesa real. Y cuando comáis, tened sobre vosotros al ángel del aire, y bajo vosotros al ángel del agua. Respirad larga y profundamente en todas vuestras comidas para que el ángel del aire bendiga vuestro alimento. Y masticadlo bien con vuestros dientes, para que se vuelva agua y que el ángel del agua lo convierta dentro de vuestro cuerpo en sangre. Y comed lentamente, como si fuese una oración que hicieseis al Señor. Pues en verdad os digo que el poder de Dios penetra en vosotros si coméis de tal modo en su mesa. Mientras que Satán convierte en ciénaga humeante el cuerpo de aquel a quien no descienden los ángeles del aire y del agua en sus comidas. Y el Señor no le permite permanecer por más tiempo en su mesa. Pues la mesa del Señor es como un altar, y quien come en la mesa de Dios se halla en un templo. Pues en verdad os digo que el cuerpo de los Hijos del Hombre se convierte en un templo, y sus entrañas en un altar, si cumplen los mandamientos de Dios. Por tanto, no pongáis nada sobre el altar del Señor cuando vuestro espíritu esté irritado, ni penséis en alguien con ira en el templo de Dios. Y entrad solamente en el santuario del Señor cuando sintáis en vosotros la llamada de sus ángeles, pues cuanto coméis con tristeza, o con ira, o sin deseo, se convierte en veneno en vuestro cuerpo. Pues el aliento de Satán lo corrompe todo. Poned con alegría vuestras ofrendas sobre al altar de vuestro cuerpo, y dejad que todos vuestros malos pensamientos se alejen de vosotros al recibir en vuestro cuerpo el poder de Dios procedente de su mesa. Y nunca os sentéis a la mesa de Dios antes de que él os llame por medio del ángel del apetito. Regocijaos, pues, siempre con los ángeles de Dios en su mesa real, pues esto complace al corazón del Señor. Y vuestra vida será larga sobre la tierra, pues el más valioso de los sirvientes de Dios os servirá todos los días: el ángel de la alegría.»

También este fragmento resulta muy actual: comer solo cuando tengamos apetito, y hacerlo despacio, como si fuera una oración. Y con la bendición de los ángeles de los elementos. Además, Jesús recomienda masticar bien hasta que la comida se convierta en agua en la boca y nuestro cuerpo, en templo del alma. En conexión con el servidor más valioso de Dios, el ángel de la alegría (de vivir), nuestra vida será larga sobre la Madre Tierra y bajo Su cielo.

CONSIDERACIONES FINALES SOBRE EL EVANGELIO ESENIO

Cuando Jesús se despidió de los esenios, les dijo: «Igual que vuestros cuerpos han renacido por medio de los ángeles de la Madre Terrenal, que vuestro espíritu renazca de igual modo por medio de los ángeles del Padre Celestial. Convertíos, pues, en verdaderos Hijos de vuestro Padre y de vuestra Madre, y en verdaderos Hermanos de los Hijos de los Hombres. Hasta ahora estuvisteis en guerra con vuestro Padre, con vuestra Madre y con vuestros Hermanos. Y habéis servido a Satán. Vivid a partir de hoy en paz con vuestro Padre Celestial, con vuestra Madre Terrenal y con vuestros Hermanos, los Hijos de los Hombres. Y luchad únicamente en contra de Satán, para que no os robe vuestra paz. A vuestro cuerpo doy la paz de vuestra Madre Terrenal, y la paz de vuestro Padre Celestial a vuestro espíritu. Y que la paz de ambos reine entre los Hijos de los Hombres.

»¡Venid a mí cuantos os sintáis hastiados y cuantos padezcáis los conflictos y las aflicciones! Pues mi paz os fortalecerá y confortará. Porque mi paz rebosa dicha. Por eso os saludo siempre de este modo: "¡La paz sea con vosotros!". Saludaos siempre por tanto entre vosotros de igual manera, para que a vuestro cuerpo descienda la paz de vuestra Madre Terrenal y a vuestro espíritu la paz de vuestro Padre Celestial. Y entonces hallaréis la paz también entre vosotros, pues el reino de Dios estará en vuestro interior. Y ahora regresad entre vuestros Hermanos, con quienes hasta ahora estuvisteis en guerra, y dadles a ellos también vuestra paz. Pues felices son quienes luchan por la paz, porque hallarán la paz de Dios. Id, y no pequéis más. Y dad a todos vuestra paz, igual que yo os he dado la mía. Pues mi paz es la de Dios. La paz sea con vosotros».

En resumen, el Jesús del Evangelio esenio recomienda algo muy similar al ayuno intermitente con un ritmo bastante exigente de 18:6, de modo que se suprime el desayuno. Esta es la variante que a mí más me gusta. Además, Jesús establece que se ayune el séptimo día de la semana y va más allá de las 24 horas de ayuno, ya que un día entero de ayuno equivale en realidad al modelo 36:12. Y teniendo en cuenta que Jesús no contempla el desayuno, este ayuno podría llegar a seguir el modelo 42:6. Por poner un ejemplo, si cenamos el viernes a las seis de la tarde y no comemos hasta el domingo a mediodía, estaremos practicando este ayuno.

Después de haber comentado tantos estudios que subrayan las virtudes del ayuno, y sobre todo del ayuno intermitente, encontramos asimismo muchísimas referencias positivas sobre el ayuno también en la Biblia y en el Evangelio esenio.

APÉNDICE

1. **¿Quién puede beneficiarse del ayuno a corto plazo?**
   La respuesta es todos, pues el ritmo 12:12 ya se considera un ayuno de este tipo, y a nuestro tracto gastrointestinal le sienta mucho mejor este ritmo que estar comiendo constantemente.

2. **¿Por qué es tan importante cuándo comer, si lo que cuenta son las calorías que consumimos?**
   Efectivamente, el cuándo es tan importante como el qué y el cómo. Hay muchos estudios que lo confirman, aunque todavía no conocemos las causas bioquímicas y fisiológicas que hay detrás de ello. Lo que sí sabemos, por ejemplo, es que abstenerse de comer carbohidratos por la noche y optar por las proteínas ayuda a adelgazar, puesto que los carbohidratos detienen la quema de grasas.

3. **¿Qué tipo de ayuno es más adecuado para adelgazar, el breve o el largo?**
   El ayuno a corto plazo presenta ventajas considerables en este sentido; de todas maneras, lo ideal es combinar ambas variantes.

4. **¿Qué tipo de ayuno es más saludable, el breve o el largo?**
   Ambos aportan beneficios para la salud. Sin embargo, resulta mucho más efectivo el ayuno a largo plazo cuando se padece una enfermedad crónica como, por ejemplo, el reuma.

5. ¿Qué variante de ayuno es más fácil para empezar?

El modelo 12:12 diario, que consiste en cenar lo más pronto posible y no comer nada más hasta acostarse.

6. ¿Por qué ha decidido defender el ayuno intermitente?

En realidad, hace décadas que lo practico, pero gracias a los nuevos estudios realizados en Estados Unidos me he dado cuenta de lo importante y lo saludable que es para todos.

7. Pero ¿no es, en realidad, lo mismo de siempre? Nuestras madres ya nos decían que había que cenar pronto...

Eso es cierto, no constituye ninguna novedad. Pero nuestras madres no insistían tanto en que no comiésemos nada más después de cenar. Ahora, sin embargo, contamos con pruebas científicas de que el ayuno breve nos ayuda enormemente a adelgazar y a mantenernos sanos.

8. ¿Qué recomendaría usted a la hora de elegir entre ayuno a corto o a largo plazo?

Por suerte, no es necesario que tomemos esa decisión, porque podemos combinar las dos clases de ayuno perfectamente, como yo mismo hago desde hace cuarenta años.

9. ¿Qué es más importante, ayunar regularmente o llevar una dieta vegetariana e integral?

Ambas cosas son igualmente importantes y se combinan a la perfección.

10. ¿Por qué son tan caras las semanas de ayuno?

No lo son en absoluto, de hecho nos ahorramos los gastos de comida. Desde luego, si pasamos una semana ayunando en el hotel de los cursos, nos gastaremos más, pero la mayoría de la gente puede ayunar en casa sin dificultad. Los cursos de ayuno online que ofrecemos son muy económicos..

11. ¿Es posible realizar un ayuno intermitente en familia?

Las familias pueden seguir el ritmo 12:12 sin problemas y conseguir así grandes beneficios para su salud. Incluso la variante 16:8, mucho más beneficiosa, puede suponer un alivio para muchas familias, pues se ahorrarán dinero y tiempo, pero sobre todo ganarán salud.

12. ¿Qué tipo de cursos hay sobre ayuno intermitente?

En los cursos que doy en TamanGa, si no se ayuna por completo, como mínimo se hace un ayuno breve según el modelo 16:8, es decir, 16 horas de ayuno y 8 horas de ventana de alimentación.

Obras publicadas de Ruediger Dahlke

Novedades

- *Die Hollywood-Therapie – was Filme über uns verraten* (con Margit Dahlke), Edition Einblick (www.heilkundeinstitut.at).
- *Peace Food – Die Keto-Kur*, GU.
- *Jetzt einfach meditieren*, ZS.
- *Alter(n) als Geschenk*, Goldmann Arkana.

En 2017

- *Omega – im inneren Reichtum ankommen* (con Veit Lindau), Arkana.
- *Fasten-Wandern*, Droemer-Knaur.
- *Jetzt einfach Fasten*, ZS.
- *Vegan – ist das ansteckend?*, Königsfurt Urania.

Obras básicas

- *Die Schicksalsgesetzte: Spielregeln fürs Leben*, Arkana.
- *Das Schattenprinzip: Die Aussöhnung mit unserer verborgenen Seite*, Arkana.
- *Die Lebensprinzipien: Wege zu Selbsterkenntnis, Vorbeugung und Heilung* (con Margit Dahlke), Arkana.

Interpretación de enfermedades y sanación

- *Krankheit als Symbol*, Bertelsmann. [Hay trad. cast.: *La enfermedad como símbolo*, Barcelona, Robinbook, 2002.]
- *Angstfrei leben*, Arkana.
- *Wenn wir gegen uns selbst kämpfen*, Goldmann.
- *Die Schattenreise ins Licht: Depressionen überwinden*, Goldmann.

- *Seeleninfarkt – zwischen Burn-out und Bore-out*, Scorpio.
- *Krankheit als Sprache der Seele*, Goldmann. [Hay trad. cast.: *El mensaje curativo del alma*, Barcelona, RobinCook, 1997.]
- *Krankheit als Weg* (con Thorwald Dethlefsen), Goldmann. [Hay trad. cast.: *La enfermedad como camino*, Madrid, DeBolsillo, 2009.]
- *Frauen-Heil-Kunde* (con M. Dahlke und V. Zahn), Goldmann. [Hay trad. cast.: *El mensaje curativo del alma femenina*, Barcelona, RobinBook, 2004.]
- *Krankheit als Sprache der Kinderseele* (con V. Kaesemann), C. Bertelsmann.
- *Herz(ens)probleme*, Goldmann Arkana.
- *Das Raucherbuch*, Goldmann Arkana.
- *Verdauungsprobleme* (mit R. Hößl), Knaur.

Otros libros sobre interpretación de síntomas

- *Hör auf gegen die Wand zu laufen*, Goldmann.
- *Die Spuren der Seele* (con R. Fasel), GU.
- *Der Körper als Spiegel der Seele*, www.heilkundeinstitut.at. [Hay trad. cast.: *El cuerpo como espejo del alma*, Buenos Aires, Albatros, 2011.]
- *Die Psychologie des Geldes*, Goldmann.
- *Die 4 Seiten der Medaille* (con C. Hornik), Goldmann.
- *Tiere als Spiegel der menschlichen Seele* (con I. Baumgartner), Goldmann.

Para superar crisis

- *Die Liste vor der Kiste*, Terzium.
- *Von der großen Verwandlung*, Crotona.
- *Lebenskrisen als Entwickungschancen*, Goldmann. [Hay trad. cast.: *Las etapas críticas de la vida*, Barcelona, Plaza & Janés, 1999.]
- *Wenn Sex und Liebe sich versöhnen*, Goldmann.

Salud y alimentación

- *Das Geheimnis der Lebensenergie in unserer Nahrung*, Arkana.
- *Das Lebensenergie-Kochbuch: Vegan und glutenfrei*, Arkana.

- *Peace Food*, GU. [Hay trad. cast.: *Alimentación vegana*, Barcelona, RBA, 2012.]
- *Peace Food – das vegane Kochbuch*, GU.
- *Vegan für Einsteiger*, GU.
- *Vegan schlank*, GU.
- *Peace Food – vegan einfach schnell*, GU.
- *Veganize your life* (con R. Pichler), Riemann.
- *Bewusst Fasten*, Königsfurt Urania. [Hay trad. cast.: *El ayuno consciente*, Barcelona, Obelisco, 1996].
- *Das große Buch vom Fasten*, Goldmann. [Hay trad. cast.: *El gran libro del ayuno*, Barcelona, RBA, 2012.]
- *Ganzheitliche Wege zu ansteckender Gesundheit: Medizinische*
- *Herausforderung – herausfordernde Medizin*, www.heilkundeinstitut.at
- *Das kleine Buch vom Fasten*, www.heilkundeinstitut.at
- *Wieder richtig schlafen*, Goldmann.
- *Die Notfallapotheke für die Seele*, Goldmann.
- *Die wunderbare Heilkraft des Atmens* (con A. Neumann), Heyne.
- *Störfelder und Kraftplätze*, Crotona.

Meditación y mandalas
- *Mandalas der Welt*, Goldmann. [Hay trad. cast.: *Mandalas. Cómo encontrar lo divino en ti*, Barcelona, RobinBook, 2004.]
- *Schwebend die Leichtigkeit des Seins erleben*, www.heilkundeinstitut.at *Arbeitsbuch zur Mandala-Therapie*, www.heilkundeinstitut.at. [Hay trad. cast.: *Mandalas. Manual para la terapia con mandalas*, Barcelona, RobinBook, 2000.]
- *Mandala-Malblock*, www.heilkundeinstitut.at [Hay trad. cast.: *Terapia con mandalas*, Barcelona, RobinCook, 2013.]
- *Worte der Weisheit*, www.heilkundeinstitut.at
- *Weisheitsworte der Seele*, Crotona.
- *Die Kraft der vier Elemente* (con B. Blums Bildern), Crotona.

Novela
- *Habakuck und Hibbelig*, Allegria.

BIBLIOGRAFÍA

Encontrará una lista más completa de estudios sobre el ayuno intermitente en la página web http://kurzzeit-fasten.dahlke.at/

1. Agorogiannis, E., G. Agorogiannis *et al.*, «Protein misfolding in neurodegenerative diseases», *Neuropathol Appl Neurobiol*, 2004, 30 (3): 215–224.

2. Aimone, J. B., J. Wiles *et al.*, «Potential role for adult neurogenesis in the encoding of time in new memories», *Nat Neurosci* 2006, 9 (6): 723-727.

3. Anderson, S. C., J. F. Cryan, T. Dinan, «The Psychobiotic Revolution: Mood, Food, and the New Science of the Gut-Brain Connection», *National Geographic*.

4. Anson, R. M. *et al.*, «Intermittent fasting dissociates beneficial effects of dietary restriction on glucose metabolism and neuronal resistance to injury from calorie intake», *PNAS* 100, 2003: 6216-6220.

5. Baker, D. J., A. C. Betik *et al.*, «No decline in skeletal muscle oxidative capacity with aging in long-term calorically restricted rats: effects are independent of mitochondrial DNA integrity», *J Gerontol A Biol Sci Med Sci* 2006, 61 (7): 675-684.

6. Baumeier, Ch., D. Kaiser *et al.*, «Caloric restriction and intermittent fasting alter hepatic lipid droplet proteome and diacylglycerol species and prevent diabetes in NZO mice», *Biochimica et Biophysica Acta* 2015, 1851 (5): 566-576.

7. Baur, J. A., K. J. Pearson *et al.*, «Resveratrol improves health and survival of mice on a high-calorie diet», *Nature* 2006, 444 (7117): 337-342.

8. Bernal, G. M., D. A. Peterson, «Neural stem cells as therapeutic agents for age-related brain repair», *Aging Cell* 2004, 3 (6): 345-351.

9. Bordone, L., L. Guarente, «Calorie restriction, SIRT1 and metabolism: understanding longevity», *Nat Rev Mol Cell Biol* 2005, 6 (4): 298-305.

10. Bough, K. J., P. A. Schwartzkroin *et al.*, «Calorie restriction and ketogenic diet diminish neuronalexcitability in rat dentate gyrus in vivo», *Epilepsia* 2003, 44 (6): 752-760.

11. Bough, K. J., J. Wetherington *et al.*, «Mitochondrial biogenesis in the anticonvulsant mechanism of the ketogenic diet», *Ann Neurol* 2006, 60 (2): 223-235.

12. Bramham, C. R., E. Messaoudi, «BDNF function in adult synaptic plasticity: the synaptic consolidation hypothesis», *Prog Neurobiol* 2005,76 (2): 99-125.

13. Bruce-Keller, A. J., G. Umberger *et al.*, «Food restriction reduces brain damage and improves behavioral outcome following excitotoxic and metabolic insults», *Ann Neurol* 1999, 45 (1): 8-15.

14. Campbell, T. C., Th. M. Campbell, «China Study – Die wissenschatliche Begründung für eine vegane Ernährungsweise, Verlag systemische Medizin».

15. Chaudhuri, T. K., S. Paul, «Protein-misfolding diseases and chaperone-based therapeutic approaches», *Febs J* 2006, 273 (7): 1331-1349.

16. Cheng, C.-W., V. Villani, R. Buono, M. Wei, V. Longo *et al.*, «Fasting-Mimicking Diet Promotes Ngn3-Driven ß-Cell Regeneration to Reverse Diabetes», *Cell* 2017, 168 (5): 775-788.

17. Chung, H. Y., H. J. Kim *et al.*, «Molecular inflammation hypothesis of aging based on the anti-aging mechanism of calorie restriction», *Microsc Res Tech*, 2002, 59 (4): 264-272.

18. Cohen, H. Y., C. Miller *et al.*, «Calorie restriction promotes mammalian cell survival by inducing the SIRT1 deacetylase», *Science* 2004, 305 (5682): 390-392.

19. De Lau, L. M., M. Bornebroek *et al.*, «Dietary fatty acids and the risk of Parkinson disease: the Rotterdam study», *Neurology* 2005, 64 (12): 2040-2045.

20. De Vivo, D. C., M. P. Leckie *et al.*, «Chronic ketosis and cerebral metabolism», *Ann Neurol* 1978, 3 (4): 331-337.

21. Dirks, A. J., C. Leeuwenburgh, «Caloric Restriction in Humans: Potential Pitfalls and Health Concerns», *Mechanisms of Ageing and Development* 2006, 127 (1): 1-7.

22. Duan, W., M. P. Mattson, «Dietary restriction and 2-deoxyglucose administration improve behavioral outcome and reduce degeneration of dopaminergic neurons in models of Parkinson's disease», *J Neurosci Res* 1999, 57 (2): 195-206.

23. Duan, W., Z. Guo *et al.*, «Brain-derived neurotrophic factor mediates an excitoprotective effect of dietary restriction in mice», *J Neurochem* 2001 a, 76 (2): 619-626.

24. Duan, W., J. Lee *et al.*, «Dietary restriction stimulates BDNF production in the brain and thereby protects neurons against excitotoxic injury», *J Mol Neurosci* 2001 b, 16 (1): 1-12.

25. Duan, W., Z. Guo *et al.*, «Dietary restriction normalizes glucose metabolism and BDNF levels, slows disease progression, and increases survival in huntingtin mutant mice», *Proc Natl Acad Sci U S A* 2003, 100 (5): 2911-2916.

26. Eagles, D. A., S. J. Boyd *et al.*, «Calorie restriction of a high-carbohydrate diet elevates the threshold of PTZ-induced seizures to values equal to those seen with a ketogenic diet», *Epilepsy Res* 2003, 54 (1): 41-52.

27. Eckles-Smith, K., D. Clayton *et al.*, «Caloric restriction prevents age-related deficits in LTP and in NMDA receptor expression», *Brain Res Mol Brain Res* 2000, 78 (1-2): 154-162.

28. Ehrenfried, J. A., B. M. Evers *et al.*, «Caloric restriction increases the expression of heat shock protein in the gut», *Ann Surg* 1996, 223 (5): 592-597.

29. Evangeliou, A., I. Vlachonikolis *et al.*, «Application of a ketogenic diet in children with autistic behavior: pilot study», *J Child Neurol* 2003, 18 (2): 113-118.

30. Frier, B., M. Locke, «Preservation of heat stress induced myocardial hsp 72 in aged animals following caloric restriction», *Exp Gerontol* 2005, 40 (7): 615-617.

31. Gasior, M., M. A. Rogawski *et al.*, «Neuroprotective and disease-modifying effects of the ketogenic diet», *Behav Pharmacol* 2006, 17 (5-6): 431-439.

32. Greene, A. E., M. T. Todorova *et al.*, «Caloric restriction inhibits seizure susceptibility in epileptic EL mice by reducing blood glucose», *Epilepsia* 2001, 42 (11): 1371-1378.

33. Greene, A. E., M. T. Todorova *et al.*, «Perspectives on the metabolic management of epilepsy through dietary reduction of glucose and elevation of ketone bodies», *J Neurochem* 2003, 86 (3): 529-537.

34. Guarente, L., F. Picard, «Calorie restriction – the SIR2 connection», *Cell* 2005, 120 (4): 473-482.

35. Guo, Z., A. Ersoz *et al.*, «Beneficial effects of dietary restriction on cerebral cortical synaptic terminals: preservation of glucose and glutamate transport and mitochondrial function after exposure to amyloid beta-peptide, iron, and 3-nitropropionic acid», *J Neurochem* 2000, 75 (1): 314-320.

36. Guzman, M., C. Blazquez, «Ketone body synthesis in the brain: possible neuroprotective effects», *Prostaglandins Leukot Essent Fatty Acids* 2004, 70 (3): 287-292.

37. Halagappa, V. K., Z. Guo, M. Pearson, Y. Matsuoka, R. G. Cutler, F. M. LaFerla, M. P. Mattson, «Intermittent fasting and caloric restriction ameliorate age-related behavioral deficits in the triple-transgenic mouse model of Alzheimer's disease», *Neurobiol Dis* 2007, 26 (1): 212-220.

38. Hartl, F. U., M. Hayer-Hartl, «Molecular chaperones in the cytosol: from nascent chain to folded protein», *Science* 2002, 295 (5561): 1852-1858.

39. Hartman, A. L., E. P. Vining, «Clinical aspects of the ketogenic diet», *Epilepsia* 2007, 48 (1): 31-42.

40. Hashimoto, T., S. Watanabe, «Chronic food restriction enhances memory in mice – analysis with matched drive levels», *Neuroreport* 2005, 16 (10): 1129-1133.

41. Hatori, M., Ch. Vollmers, A. Zarrinpar, L. DiTacchio, E. A. Bushong, S. Gill, M. Leblanc, A. Chaix, M. Joens, J. A. J. Fitzpatrick, M. H. Ellisman, S. Panda, «Time-Restricted Feeding without Reducing Caloric Intake Prevents Metabolic Diseases in Mice Fed a High-Fat Diet», *Cell Metabolism*, 2012.

42. Haymond, M. W., I. E. Karl *et al.*, «Differences in circulating gluconeogenic substrates during short-term fasting in men, women, and children», *Metabolism* 1982, 31 (1): 33-42.

43. Heilbronn, L. K., A. E. Civitarese, I. Bogacka, S. R. Smith, M. Hulver, E. Ravussin, «Glucose Tolerance and Skeletal Muscle Gene Expression in Response to Alternate Day Fasting», *Obesity Research* 2005, 13 (3): 574-581.

44. Heilbronn, L. K., S. R. Smith, C. K. Martin, S. D. Anton, E. Ravussin, «Alternate-Day Fasting in Nonobese Subjects: Effects on Body Weight, Body Composition, and Energy Metabolism», *The American Journal of Clinical Nutrition* 2005, 81 (1): 69-73.

45. Heilbronn, L. K., L. de Jonge *et al.*, «Effect of 6-month calorie restriction on biomarkers of longevity, metabolic adaptation, and oxidative stress in overweight individuals: a randomized controlled trial», *Jama* 2006, 295 (13): 1539-1548.

46. Hepple, R. T., D. J. Baker *et al.*, «Long-term caloric restriction abrogates the age-related decline in skeletal muscle aerobic function», *Faseb J* 2005, 19 (10): 1320-1322.

47. Heydari, A. R., C. C. Conrad *et al.*, «Expression of heat shock genes in hepatocytes is afected by age and food restriction in rats», *J Nutr* 1995, 125 (3): 410-418.

48. Hori, N., I. Hirotsu *et al.*, «Long-term potentiation is lost in aged rats but preserved by calorie restriction», *Neuroreport* 1992, 3 (12): 1085-1088.

49. Horne, B. D., J. L. Anderson, J. F. Carlquist *et al.*, «Routine periodic fasting is good for your health, and your heart, study suggests», *Science Daily* 2011.

50. Hsieh, E. A., C. M. Chai, M. K. Hellerstein, «Effects of caloric restriction on cell proliferation in several tissues in mice: role of

intermittent feeding», *American Journal of Physiology, Endocrinology and Metabolism* 2005, 288: E965-972.

51. Ingram, D. K., R. Weindruch *et al.*, «Dietary restriction benefits learning and motor performance of aged mice», *J Gerontol* 1987, 42 (1): 78-81.

52. Jagust, W., D. Harvey *et al.*, «Central obesity and the aging brain», *Arch Neurol* 2005, 62 (10): 1545-1548.

53. Johnson, J. B., D. R. Laub, S. John, «The effect on health of alternate day calorie restriction: eating less and more than needed on alternate days prolongs life», *Med Hypotheses* 2006, 67 (2): 209-211.

54. Kang, H. C., D. E. Chung *et al.*, «Early- and late-onset complications of the ketogenic diet for intractable epilepsy», *Epilepsia* 2004, 45 (9): 1116-1123.

55. Kivipelto, M., T. Ngandu *et al.*, «Obesity and vascular risk factors at midlife and the risk of dementia and Alzheimer disease», *Arch Neurol* 2005, 62 (10): 1556-1560.

56. Kossof, E. H., «More fat and fewer seizures: dietary therapies for epilepsy», *Lancet Neurol* 2004, 3 (7): 415-420.

57. Kwiterovich, P. O., E. P. Vining *et al.*, «Effect of a high-fat ketogenic diet on plasma levels of lipids, lipoproteins, and apolipoproteins in children», *Jama* 2003, 290 (7): 912-920.

58. Laffel, L., «Ketone bodies: a review of physiology, pathophysiology and application of monitoring to diabetes», *Diabetes Metab Res Rev* 1999, 15 (6): 412-426.

59. Lamers, K. J., F. J. Gabreels *et al.*, «Fasting studies in cerebrospinal fluid and blood in children with epilepsy of unknown origin», *Epilepsy Res* 1995, 21 (1): 59-63.

60. Lebrun, B., B. Bariohay *et al.*, «Brain-derived neurotrophic factor (BDNF) and food intake regulation: a minireview», *Auton Neurosci* 2006, 126-127: 30-38.

61. Lee, J., W. Duan *et al.*, «Dietary restriction increases the number of newly generated neural cells, and induces BDNF expression, in the dentate gyrus of rats», *J Mol Neurosci* 2000, 15 (2): 99-108.

62. Lee, J., W. Duan *et al.*, «Evidence that brainderived neurotrophic factor is required for basal neurogenesis and mediates, in part, the enhancement of neurogenesis by dietary restriction in the hippocampus of adult mice», *J Neurochem* 2002 a, 82 (6): 1367-1375.

63. Lee, J., K. B. Seroogy *et al.*, «Dietary restriction enhances neurotrophin expression and neurogenesis in the hippocampus of adult mice», *J Neurochem* 2002 b, 80 (3): 539-547.

64. Lin, S. J., P. A. Defossez *et al.*, «Requirement of NAD and SIR2 for life-span extension by calorie restriction in Saccharomyces cerevisiae», *Science* 2000, 289 (5487): 2126-2128.

65. Lin, S. J., E. Ford *et al.*, «Calorie restriction extends yeast life span by lowering the level of NADH», *Genes Dev* 2004, 18 (1): 12-16.

66. Lledo, P. M., M. Alonso *et al.*, «Adult neurogenesis and functional plasticity in neuronal circuits», *Nat Rev Neurosci* 2006, 7 (3): 179-193.

67. López-Lluch, G., N. Hunt *et al.*, «Calorie restriction induces mitochondrial biogenesis and bioenergetic eficiency», *Proc Natl Acad Sci USA* 2006, 103 (6): 1768-1773.

68. Luchsinger, J. A., M. X. Tang *et al.*, «Caloric intake and the risk of Alzheimer disease», *Arch Neurol* 2002, 59 (8): 1258-1263.

69. Maalouf, M. A., J. M. Rho, M. P. Mattson, «The neuroprotective properties of calorie restriction, the ketogenic diet, and ketone bodies», *Brain Res Rev* 2009, 59 (2): 293-315.

70. Mantis, J. G., N. A. Centeno *et al.*, «Management of multifactorial idiopathic epilepsy in EL mice with caloric restriction and the ketogenic diet: role of glucose and ketone bodies», *Nutr Metab* (Lond) 2004, 1 (1): 11.

71. Marie, C., A. M. Bralet *et al.*, «Fasting prior to transient cerebral ischemia reduces delayed neuronal necrosis», *Metab Brain Dis* 1990, 5 (2): 65-75.

72. Marinac, C. R., A. H. Nelson, C. I. Breen, R. E. Patterson *et al.*, «Prolonged Nightly Fasting and Breast Cancer Prognosis», *JAMA Oncol.* 2016, 2 (8): 1049-1055.

73. Masoro, E. J., «Dietary restriction and aging», *J Am Geriatr Soc* 1993, 41 (9): 994-999.

74. Masoro, E. J., B. P. Yu *et al.*, «Action of food restriction in delaying the aging process», *Proc Natl Acad Sci USA* 1982, 79 (13): 4239-4241.

75. Maswood, N., J. Young *et al.*, «Caloric restriction increases neurotrophic factor levels and attenuates neurochemical and behavioral deficits in a primate model of Parkinson's disease», *Proc Natl Acad Sci USA* 2004, 101 (52): 18171-18176.

76. Mattson, M. P., «Gene-diet interactions in brain aging and neurodegenerative disorders», *Ann Intern Med* 2003, 139 (5 Pt 2): 441-444.

77. Mattson, M. P., «Energy intake, meal frequency, and health: a neurobiological perspective», *Annu Rev Nutr* 2005, 25: 237-260.

78. Mattson, M. P., R. Wan, «Beneficial effects of intermittent fasting and caloric restriction on the cardiovascular and cerebrovascular systems», *J Nutr Biochem* 2005, 16 (3): 129-137.

79. Mattson, M. P., A. Cheng, «Neurohormetic phytochemicals: Low-dose toxins that induce adaptive neuronal stress responses», *Trends Neurosci* 2006, 29 (11): 632-639.

80. Mattson, M. P., T. Magnus, «Ageing and neuronal vulnerability», *Nat Rev Neurosci* 2006, 7 (4): 278-294.

81. Mattson, M. P., W. Duan *et al.*, «Meal size and frequency affect neuronal plasticity and vulnerability to disease: cellular and molecular mechanisms», *J Neurochem* 2003, 84 (3): 417-431.

82. McCarter, R., E. J. Masoro *et al.*, «Does food restriction retard aging by reducing the metabolic rate?», *Am J Physiol* 1985, 248 (4 Pt 1): E488-E490.

83. Means, L. W., J. L. Higgins *et al.*, «Mid-life onset of dietary restriction extends life and prolongs cognitive functioning», *Physiol Behav* 1993, 54 (3): 503-508.

84. Molteni, R., R. J. Barnard *et al.*, «A high-fat, reined sugar diet reduces hippocampal brain-derived neurotrophic factor, neuronal plasticity, and learning», *Neuroscience* 2002, 112 (4): 803-814.

85. Moore, S. A., A. Lopez *et al.*, «Effect of age and dietary restriction on expression of heat shock protein 70 in rat alveolar macrophages», *Mech Ageing Dev* 1998, 104 (1): v59-73.

86. Morris, A. A., «Cerebral ketone body metabolism», *J Inherit Metab Dis* 2005, 28 (2): 109-121.

87. Nehlig, A., «Brain uptake and metabolism of ketone bodies in animal models», *Prostaglandins Leukot Essent Fatty Acids* 2004, 70 (3): 265-275.

88. Noh, H. S., Y. S. Kim *et al.*, «The protective effect of a ketogenic diet on kainic acid-induced hippocampal cell death in the male ICR mice», *Epilepsy Res* 2003, 53 (1-2): 119-128.

89. Noh, H. S., S. S. Kang *et al.*, «Ketogenic diet increases calbindin-D28k in the hippocampi of male ICR mice with kainic acid seizures», *Epilepsy Res* 2005 a, 65 (3): 153-159.

90. Noh, H. S., D. W. Kim *et al.*, «Ketogenic diet prevents clusterin accumulation induced by kainic acid in the hippocampus of male ICR mice», *Brain Res* 2005 b, 1042 (1): 114-118.

91. Nordli, D. R., M. M. Kuroda *et al.*, «Experience with the ketogenic diet in infants», *Pediatrics* 2001, 108 (1): 129-133.

92. Okada, M., H. Nakanishi *et al.*, «How does prolonged caloric restriction ameliorate age-related impairment of long-term potentiation in the hippocampus?», *Brain Res Mol Brain Res* 2003, 111 (1-2): 175-181.

93. Patel, A. C., N. P. Nunez *et al.*, «Effects of energy balance on cancer in genetically altered mice», *J Nutr* 2004, 134 (12 Suppl): 3394S-3398S.

94. Pitsikas, N., M. Carli *et al.*, «Effect of life-long hypocaloric diet on age-related changes in motor and cognitive behavior in a rat population», *Neurobiol Aging* 1990, 11 (4): 417-423.

95. Prins, M. L., L. S. Fujima *et al.*, «Age-dependent reduction of cortical contusion volume by ketones ater traumatic brain injury», *J Neurosci Res* 2005, 82 (3): 413-420.

96. Pulsifer, M. B., J. M. Gordon *et al.*, «Effects of ketogenic diet on development and behavior: preliminary report of a prospective study», *Dev Med Child Neurol* 2001, 43 (5): 301-306.

97. Qin, W., M. Chachich *et al.*, «Calorie restriction attenuates Alzheimer's disease type brain amyloidosis in Squirrel monkeys (*Saimiri sciureus*)», *J Alzheimers Dis* 2006 a, 10 (4): 417-422.

98. Qin, W., T. Yang *et al.*, «Neuronal SIRT1 activation as a novel mechanism underlying the prevention of Alzheimer disease amyloid neuropathology by calorie restriction», *J Biol Chem* 2006 b, 281 (31): 21745-21754.

99. Rasmussen, M. H., A. Juul *et al.*, «Effects of short-term caloric restriction on circulating free IGF-I, acid-labile subunit, IGF-binding proteins (IGFBPs)-1-4, and IGFBPs-1-3 protease activity in obese subjects», *Eur J Endocrinol* 2006, 155 (4): 575-581.

100. Reger, M. A., S. T. Henderson *et al.*, «Effects of beta-hydroxybutyrate on cognition in memory-impaired adults», *Neurobiol Aging* 2004, 25 (3): 311-314.

101. Rincon, M., E. Rudin *et al.*, «The insulin/IGF-1 signaling in mammals and its relevance to human longevity», *Exp Gerontol* 2005, 40 (11): 873-877.

102. Rocha, N. S., L. F. Barbisan, M. L. de Oliveira, J. L. de Camargo, «Effects of fasting and intermittent fasting on rat hepatocarcinogenesis induced by diethylnitrosamine», *Teratog Carcinog Mutagen* 2002, 22 (2): 129-138.

103. Rogina, B., S. L. Helfand, «Sir2 mediates longevity in the fly through a pathway related to calorie restriction», *Proc Natl Acad Sci U S A* 2004, 101 (45): 15998-16003.

104. Sarkar, D., P. B. Fisher, «Molecular mechanisms of aging-associated inlammation», *Cancer Lett* 2006, 236 (1): 13-23.

105. Selsby, J. T., A. R. Judge *et al.*, «Life long calorie restriction increases heat shock proteins and proteasome activity in soleus muscles of Fisher 344 rats», *Exp Gerontol* 2005, 40 (1-2): 37-42.

106. Seymour, K. J., S. Bluml *et al.*, «Identification of cerebral acetone by 1H-MRS in patients with epilepsy controlled by ketogenic diet», *Magma* 1999, 8 (1): 33-42.

107. Sharma, S., G. Kaur, «Neuroprotective potential of dietary restriction against kainite-induced excitotoxicity in adult male Wistar rats», *Brain Res Bull* 2005, 67 (6): 482-491.

108. Siegel, I., T. L. Liu, N. Nepomuceno, N. Gleicher, «Effects of short-term dietary restriction on survival of mammary ascites tumor-bearing rats», *Cancer investigation* 1988, 6 (6): 677-680.

109. Silva, M. C., J. Rocha et al., «Transitory gliosis in the CA3 hippocampal region in rats fed on a ketogenic diet», Nutr Neurosci 2005, 8 (4): 259-264.

110. Smith, W. J., L. E. Underwood et al., «Effects of caloric or protein restriction on insulin-like growth factor-I (IGF-I) and IGF-binding proteins in children and adults», J Clin Endocrinol Metab 1995, 80 (2): 443-449.

111. Stote, K. S., D. J. Baer, K. Spears, D. R. Paul, G. K. Harris, W. V. Rumpler, P. Strycula et al., «Controlled Trial of Reduced Meal Frequency without Caloric Restriction in Healthy, Normal-Weight, Middle-Aged Adults», The American Journal of Clinical Nutrition 2007, 85 (4): 981-988.

112. Sullivan, P. G., N. A. Rippy et al., «The ketogenic diet increases mitochondrial uncoupling protein levels and activity», Ann Neurol 2004 b, 55 (4): 576-580.

113. Thavendiranathan, P., A. Mendonca et al., «The MCT ketogenic diet: effects on animal seizure models», Exp Neurol 2000, 161 (2): 696-703.

114. Tissenbaum, H. A., L. Guarente, «Increased dosage of a sir-2 gene extends lifespan in Caenorhabditis elegans», Nature 2001, 410 (6825): 227-230.

115. Vanitallie, T. B., C. Nonas et al., «Treatment of Parkinson disease with diet-induced hyperketonemia: a feasibility study», Neurology 2005, 64 (4): 728-730.

116. Wan, R., S. Camandola, M. Mattson, «Intermittent fasting and dietary supplementation with 2-deoxy-D-glucose improve functional and metabolic cardiovascular risk factors in rats», FASEB Journal 2003, S. 1133-1134.

117. Wei, M. et al., «Fasting-mimicking diet and markers/risk factors for aging, diabetes, cancer, and cardiovascular disease», Science Translational Medicine 2017, 9 (377).

118. Wing, R. R., M. D. Marcus et al., «Psychological responses of obese type II diabetic subjects to very-low-calorie diet», Diabetes Care 1991, 14 (7): 596-599.

119. Yamada, K. A., N. Rensing et al., «Ketogenic diet reduces

hypoglycemia-induced neuronal death in young rats», *Neurosci Lett* 2005, 385 (3): 210-214.

120. Young, J. C., V. R. Agashe *et al.*, «Pathways of chaperone-mediated protein folding in the cytosol», *Nat Rev Mol Cell Biol* 2004, 5 (10): 781-791.

121. Yu, Z. F., M. P. Mattson, «Dietary restriction and 2-deoxyglucose administration reduce focal ischemic brain damage and improve behavioral outcome: evidence for a preconditioning mechanism», *J Neurosci Res* 1999, 57 (6): 830-839.

122. Zangarelli, A., E. Chanseaume *et al.*, «Synergistic effects of caloric restriction with maintained protein intake on skeletal muscle performance in 21-month-old rats: a mitochondria-mediated pathway», *Faseb J* 2006, 20 (14): 2439-2450.

123. Zhao, Z., D. J. Lange *et al.*, «A ketogenic diet as a potential novel therapeutic intervention in amyotrophic lateral sclerosis», *BMC Neurosci* 2006, 7: 29.

124. Ziegler, D. R., L. C. Ribeiro *et al.*, «Ketogenic diet increases glutathione peroxidase activity in rat hippocampus», *Neurochem Res* 2003, 28 (12): 1793-1797.